U0213576

胸部电阻抗
断层成像技术

谢菲 解立新 主编

清华大学出版社

北 京

图书在版编目（CIP）数据

胸部电阻抗断层成像技术 / 谢菲，解立新主编 .
北京 : 清华大学出版社，2024. 8. -- ISBN 978-7-302
-67098-8

Ⅰ . R560.4

中国国家版本馆 CIP 数据核字第 202484VC88 号

责任编辑：孙　宇
封面设计：钟　达
责任校对：李建庄
责任印制：杨　艳

出版发行：清华大学出版社
　　网　　址：https://www.tup.com.cn，https://www.wqxuetang.com
　　地　　址：北京清华大学学研大厦 A 座　　　　邮　　编：100084
　　社 总 机：010-83470000　　　　　　　　　　邮　　购：010-62786544
　　投稿与读者服务：010-62776969，c-service@tup.tsinghua.edu.cn
　　质量反馈：010-62772015，zhiliang@tup.tsinghua.edu.cn
印　装　者：北京博海升彩色印刷有限公司
经　　销：全国新华书店
开　　本：130mm×184mm　　　印　张：4.375　　　字　数：75 千字
版　　次：2024 年 8 月第 1 版　　　印　次：2024 年 8 月第 1 次印刷
定　　价：59.00 元

产品编号：105857-01

在现代科技的推动下，医学在科学研究、诊疗技术等方面的革新成果突飞猛进。医疗技术正以前所未有的势头发展，不断突破原有的诊疗禁区，不断开拓新的诊疗领域。该书旨在帮助临床一线医护人员更高效、更规范地利用电阻抗断层成像这类新兴技术完成相关疾病的诊治。

电阻抗断层成像技术具备床旁、无创、无辐射及动态监测等特点，目前临床可应用在肺功能、神经系统、胃肠检查等方面。其中，胸部电阻抗断层成像为最主要的应用领域，可评估整体及局部肺通气和灌注，特别适用于急性呼吸窘迫综合征、慢性阻塞性肺疾病急性加重、肺栓塞等危重症患者，其是监测和指导呼吸机应用的床边工具，并可追踪肺部疾病的进展，便于临床治疗和研究。

本手册的编写汇聚了中国人民解放军总医院呼吸与危重症医学部医学团队的经验与智慧，对电阻抗断层成像技术的发展历史、工作原理、技术特点、临床应用、未来趋势等方面进行了详细的介绍，保证内容的真实性、可靠性、有效性。相信无论是初学者还是经验丰富的医护人员，通过了解和掌握中国人民解放军总医院呼吸与危重症医学部这一国家级团队编写的《胸部电阻抗断层成像技术》，能够快速掌握这项新技术。

在编写的过程中，我们始终不忘医学发展服务于临床患者的初心，保证质量第一，坚持与时俱进、力求创新。为进一步加强临床医护工作者的实践能力，本书内容丰富、图文并茂，具有较强的科学性和指导价值。

最后，感谢为编写本书所付出辛勤劳动的临床医生、呼吸治疗师和护理团队，感谢团队每一位成员齐心协力、无私奉献，以认真、专注的工作态度，以卓越、高超的专业能力，攻克了一个又一个难题，创造了丰硕的成果。希望本书中的专业知识能够帮助广大临床一线医务人员解决技术难题，让电阻抗断层成像这项新技术服务于更多的患者，为患者生命健康保驾护航。

在医学诊疗技术发展日新月异的新时代，本书的编写难免存在不足，我们建议阅读本书的同时参考其他文献书籍，共同关注电阻抗断层成像技术的国际前沿进展。我们也将对本书的内容进行修正和不断更新，为广大临床一线医务人员提供更好的帮助，请批评指导。

愿您医术日益精进，科研成就硕果累累。关爱生命、守护健康，我们一起努力！

目录

第一章

胸部电阻抗断层成像技术概述

第一节　胸部 EIT 技术的发展历史

电阻抗断层成像技术（electrical impedance tomography，EIT）是一种以生物体内电阻抗的分布或变化为成像目标的一种医学成像技术。其通过在生物体表面应用多个电极，将安全电流注入生物体内部，测量生物体表面的电压值，从而计算出物体内部每个位置的电导率，以绘制出生物体内部组织的分布情况。

EIT 的发展历史可以追溯到 20 世纪 20 年代，一种类似于 EIT 的技术被应用于地球物理和工业过程的监测。20 世纪 70 年代，其开始应用于生物研究领域。1983 年开始出现电阻抗断层成像研究，并首次提出将 EIT 应用于医学，检测肺的局部通气情况（图 1-1）。

20 世纪 90 年代，EIT 成为检测呼吸功能的有效工具，并开始应用于肺功能领域，表明 EIT 能够像通气灌注闪烁显像一样准确地估计差异性肺功能。同期提出 EIT 应用于循环系统肺灌注方面是有可能的，并于 2012 年首次

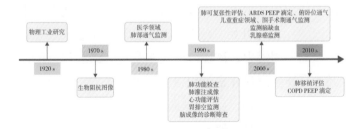

物理工业研究

1970 s

1920 s

生物阻抗图像

医学领域
肺部通气监测

1980 s

1990 s

肺功能检查
肺灌注成像
心功能评估
胃排空监测
脑成像的诊断筛查

肺可复张性评估、ARDS PEEP 滴定、俯卧位通气
儿童重症领域、围手术期通气监测
监测脑缺血
乳腺癌监测

2010 s

2000 s

肺移植评估
COPD PEEP 滴定

图 1-1 胸部 EIT 历史发展图

注：PFT：肺功能检查（pulmonary function test，PFT）；ARDS：急性呼吸窘迫综合征（acute respiratory distress syndrome）；PEEP：呼气末正压（positive end-expiratory pressure）；COPD：慢性阻塞性肺病（chronic obstructive pulmo-nary disease）

通过高渗盐水造影剂定量评估区域肺灌注。同时也应用于循环系统中心脏功能的评估，主要通过测量心脏在收缩和舒张过程中的电阻抗变化，可以推断出心脏的泵血功能以及心室壁的运动情况，这对于心脏疾病的早期诊断和治疗方案的制订具有重要意义。20 世纪 90 年代中期至 21 世纪初的相关研究证明了 EIT 在临床应用方面的实际潜力，例如肺或脑成像和诊断筛查。EIT 可以提供关于脑组织电阻抗分布的信息，从而帮助医生更好地了解脑组织的结构和功能。EIT 对体内组织因疾病病程或生理功能改变引起的组织电阻率变化十分敏感。在脑缺血的情况下，由于缺血部位的组织结构和功能发生变化，其电阻抗值也会相应改变。因此，EIT 可以监测到脑缺血早期出现的特征性图像，并对缺血部位进行定位。其在消化

系统中的应用显示出了良好的有效性，主要表现在胃排空方面。21世纪开始，EIT在乳腺癌筛查和诊断方面具有一定的应用潜力，该技术通过测量乳腺组织的电阻抗差异，有助于发现异常组织，从而辅助乳腺癌的诊断。EIT是危重症患者监测区域肺通气的床边有效工具，在重症监护病房、围手术期患者的管理中使用，如肺移植的管理、ARDS患者PEEP滴定过程中的肺塌陷和肺复张、在俯卧位通气后的效果评价、COPD患者呼气末正压滴定的临床广泛应用等。

EIT目前涉及的临床应用包括中枢神经、呼吸、心血管和消化系统等，主要应用于呼吸系统、区域性肺功能监测、肺灌注。EIT最大的潜在应用领域是心肺功能的监测，但需要与迄今为止进行的更大的患者群体的研究对比，以充分评估EIT作为临床工具的价值及潜力。

第二节　EIT技术的临床应用

EIT可用于组织、液体或气体之间存在导电性的对比，例如呼吸、神经活动、血流、胃肠功能、癌症等成像的功能监测。

一、呼吸系统

EIT通过测定不同通气和灌注状况下的电阻抗变化，

实时动态监测肺通气、血流分布，可用于机械通气参数设定、肺灌注评估以及肺功能检查等（表 1-1）。

表 1-1　EIT 技术的临床应用

系统	临床应用	局限性
呼吸系统	通过分析呼吸过程中图像区域素点电阻 – 时间曲线的变化	只能局部监测肺部
	根据高渗盐水注射后电阻 – 时间曲线的变化建构 EIT 肺灌注图像	应注意排除呼吸因素的干扰
	监测与自主呼吸相关性肺损伤有关的呼吸钟摆现象	应排除膈肌与胸腔积液所致反向电阻变化信号对钟摆现象识别的干扰
	可动态评估机械通气患者撤机过程中区域肺通气的变化	样本量较小，在未来需要进一步行大样本研究证实 EIT 指导脱机的价值
	可用于术前、麻醉诱导、术中和术后等不同阶段的肺通气功能评估	术中使用电刀或电凝时，需要暂时断开电极绑带与主电缆之间的连接线，以免可能造成的 EIT 设备损坏
	可评估俯卧位对区域肺通气、血流的作用	体位的大幅变动易造成图像干扰
	肺灌注	在临床中仍处于起步阶段，需大样本研究验证
中枢神经系统	脑卒中（出血性与缺血型）	大多数研究集中在 EIT 系统动物模型上的应用

（一）肺通气

EIT 技术可以测量肺部通气的分布，根据电导率分布变化判断呼气末正压（positive end-expiratory pressure，PEEP）的变化对肺泡通气的影响，进而滴定出合适的

PEEP；同时还可在床旁实现对机械通气患者呼吸钟摆现象的识别，有助于半定量评估自主吸气努力的程度及区域肺通气、血流、通气/血流（V/Q）匹配。另外，联合食管压等监测手段可指导临床调整呼吸治疗方案，还可以从不同维度评估俯卧位治疗的作用效果及指导呼吸机模式、参数的调整。对于肺功能评估，其也可提供多维度定量指标，实现对患者病情的监测，成为个性化保护性机械通气和优化呼吸机调整的标准监测技术，提高机械通气期间的患者安全性并提供持续监测。

（二）肺灌注

EIT 在肺灌注的评价方面也有一定优势，主要是基于造影剂首次通过成像方法实现，针对 ARDS 患者存在严重通气/灌注不匹配的病理机制造成的危害，因此，床旁评估 ARDS 患者肺通气和灌注显得尤为重要。但对于重度 ARDS 患者，实现此项操作风险较高。EIT 是目前唯一能够揭示通气患者 V/Q 匹配的相对区域异质性的床旁成像工具，不会受到空间分辨率较低、不能提供通气和灌注绝对值等一些局限性的影响。然而 EIT 技术在临床中仍处于起步阶段，需要大样本研究验证。

（三）肺功能检查

常规肺功能检查可以检测到肺部的病变。但 EIT 监测可以在一段时间内观察到肺局部的变化，以量化肺部疾病的进展，如 COPD 或哮喘患者术前应用 EIT 可以动态评估呼气流速受限的严重程度和对使用支气管扩张剂的疗效以及指导围术期用药。因此，使用 EIT 技术可以评估患者的局部肺功能，但 EIT 在这一领域需要更多的临床试验。

二、中枢神经系统

临床常用颅脑计算机断层扫描（computed tomography，CT）检查并判断脑水肿的严重程度以及梗死的组织发生缺血与水肿情况，但由于 CT 值下降不明显，导致脑水肿在 CT 上的显影存在延迟。随着病情的进展，水肿较前加重时，在 CT 上才能出现特征性的梗死病灶表现。

目前，脑电阻抗（cerebral electrical impedance，CEI）在神经外科领域有着广泛的应用，可以快速呈现图像，提供关于脑出血的诊断数据，区别缺血性和出血性脑卒中，同时连续反映脑水肿变化情况以及定量测量；还可以通过其变化情况指导临床用药，被认为是一种无创、安全、连续且有效的脑水肿监测方法。但该方法尚有不足之处，大多数研究集中在 EIT 系统动物模型上的应用。

三、心血管系统

由于心源性成分提取的技术困难，心脏 EIT 成像尚未成功，主要有以下原因。首先，肺通气、心血流量、内脏器官运动和胸部运动是同时发生的，测出的边界电压数据会受所有因素的影响；同时心脏血流量对实测边界电压数据的影响远低于肺通气、心跳频率和呼吸循环频率的重叠，即使其基本频率可能不同，但仍需要较高的时间分辨率捕捉心脏血流的快速变化。

EIT 图像中心源性变化捕捉尚不清楚，因此对心脏 EIT 图像的解释仍然存在争议。尽管先前的研究表明心脏 EIT 成像的可行性，但在成像区域变化的准确性和可靠性方面还需要更多的技术改进。

四、消化系统

摄入导电的食物会降低 EIT 图像中胃的电阻率，这种变化会在胃排空过程中慢慢消失。然而胃肠功能在胃排空的影像变化方面也取得了一些成功。有证据表明，EIT 可作为胃酸分泌的指标，但仍需要更多的研究验证。

五、肌肉骨骼系统

骨折会导致血肿形成，由于血液的电阻率较骨骼的电阻率低，可以预期 EIT 成像将识别骨折位置。但需要做更多的工作评估 EIT 图像的一致性。目前，对骨折愈合阶段的评估主要采用放射学方法。

六、其他

EIT 的成像还可应用于病理的检测和定位，由于癌组织的电特性与良性组织不同，其通过配置于生物物体表面的电极阵列，施加一个安全电流，测量置于边界上电极的电压数据，进而重构并显示出与被测组织和器官生理、病理状态相关电特性信息的分布图像。目前，采用PET-CT能更详细地了解局部复发的疾病，并确定疾病是否发生了隐匿性的远程传播。

EIT具有无创、便携、操作简单、功能信息丰富等特点。这种动态评估可以优化和制订个性化的参数，在临床应用方面具有潜在的重要价值。

第三节　小结

EIT已经历了30多年的发展，应用模式可分为动态成像模式和功能监测模式。这种动态评估可以提供床旁其他技术难以获得的独特临床信息，也可以早期识别患者状态的变化，并对治疗和护理进行个体化调整；同时与其他监测方法相结合可以全面评估机械通气的安全性和有效性。通气和灌注分布的均匀性及是否存在对机体的危害现象，如肺泡过度膨胀、肺水肿形成、通气灌注不匹配、呼吸摆动或气胸的发生等信息，为充分指导和优化呼吸治疗提供了必要的信息，对有效地进行动态评估和指导临床决策具有重要的临床价值。

第二章

胸部电阻抗断层成像技术的工作原理

第一节　EIT 的构成

EIT 设备的构成主要包括电极缚带以及通过电极缚带连接的控制台和显示器三部分（图 2-1）。

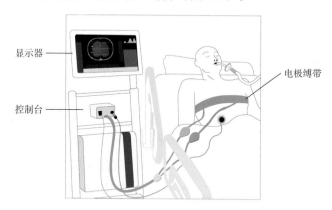

显示器

控制台

电极缚带

图 2-1　EIT 设备的构成

电极缚带：目前的临床 EIT 设备通常使用 16 个或 32 个电极的阵列，主要将这些电极集成到皮带、背心、硅胶或纺织面料中形成一条电极缚带，以方便将发射电流施加在胸部的特定位置。

控制台：主要用于向电极发出微电流，同时测量其他电极电压，计算出电阻并将这些采集的数据进行处理，形成原始 EIT 图像，相当于电脑中央处理器（central processing unit，CPU）的作用。

显示器：主要用于接收控制台处理好的图像，以直观、快捷的形式呈现给临床工作人员，相当于电脑显示器的作用。

第二节 EIT 的工作原理

胸部 EIT 是一种无创的成像技术，通过施加电流和测量电压推断物体内部电阻率分布。

一、EIT 工作理论基础

1. 成像基础：电阻抗断层成像技术是一种利用电极对生物组织进行电流注入和测量电压响应重建组织电阻率分布的成像技术，其医学理论基础主要包括以下几个方面。

（1）生物组织的电导率和电阻率：生物组织中含有大量的离子和电解质，其电导率和电阻率是描述组织对电流的传导能力的重要参数。不同类型的组织具有不同

的电导率和电阻率，这为电阻抗断层成像提供了可靠的
基础。

（2）电流在生物组织中的传播：当电流通过生物组织时，会根据组织的电导率和电阻率分布而发生变化。通过在组织表面施加电流，并测量在不同位置处的电压响应，可以获取组织内部的电阻率分布信息。

（3）电阻抗成像的数学理论：电阻抗成像技术基于电流与电压之间的欧姆定律和基尔霍夫定律，通过数学模型和算法对电流传播和电压响应进行分析和重建，从而实现对组织电阻率分布的成像。

2. 构成：EIT 技术系统由电极阵列、控制数据采集系统和图像重建三部分构成（图 2-2）。

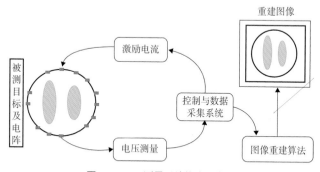

图 2-2　EIT 测量系统构成示意图

（1）电极列阵：不同的 EIT 系统的电极数有所差异，但发展至今，电极阵列已由 8 电极和 16 电极模式发展到更多电极的模式（表 2-1、图 2-3）。

表 2-1　不同的 EIT 系统的电极数差异比较

电极数量（配置）	特点
8，单个电极	配对驱动（相邻），串行测量 算法：谢菲尔德反向投影
16，单个电极	配对驱动（相邻），串行测量 算法：谢菲尔德反向投影
16，电极带	配对驱动（相邻），串行测量 算法：FEM-based，牛顿 - 拉夫逊方法配对驱动
32，电极带	成对驱动（可调跳转），串行测量 算法：GREIT

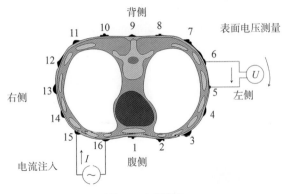

图 2-3　电极模式

（2）控制数据采集系统

1）电流注入：在电极 1 和 2 之间的 t 时刻注入一个交流电 I，同时在所有剩余的电极对上依次测量相应的电压 V。然后，在时间 $t+T$ 时，电流注入的位置旋转到下一对电极（电极 2 和 3），并再次在剩余的电极上接顺序测量相应的电压（图 2-4）。

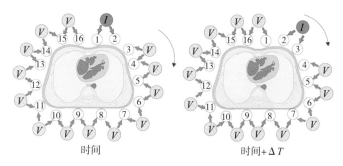

图 2-4 电流注入示意图

2）原始成像：根据已知电流和测得的电压判定通电电极和测量电极对之间的生物电阻抗，在电流应用和电压测量的一个周期期间采集的 EIT 数据集通常被称为帧。一个 EIT 数据帧包含生成一个原始图像所必需的信息（图2-5）。每秒采集的帧数（或原始图像）对应 EIT 扫描速度。目前，EIT 设备提供 40 ～ 50 个图像 /s 的最大扫描速度。

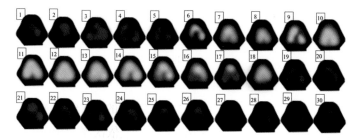

图 2-5 EIT 数据帧生成的原始图像

（3）图像重建：将采集的信号经过一系列算法处理后形成原始 EIT 图像的过程即为图像重建（图 2-6）。目前，

EIT 图像重建算法也趋于成熟且多样化，通过研究改进，进一步提出单步牛顿法、正则化算法、深度学习法等算法。

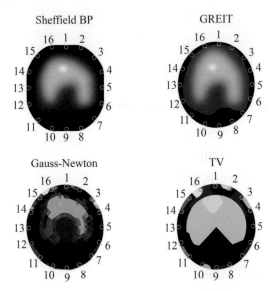

图 2-6　应用于相同 EIT 数据集的图像重建算法示例

EIT 图像重建可分为两种，分别为绝对 EIT（absolute EIT，a-EIT）和差分 EIT（difference EIT，d-EIT）。

1）a-EIT：也称静态 EIT，是直接对物体进行边界测量，只需要进行单次测量值即可还原内部的阻抗分布，因为干扰因素多，获得准确的绝对 EIT 图像较困难。

2）d-EIT：分为时间差分 EIT（时分 EIT）和频率差分 EIT（频分 EIT）。①时分 EIT 指时差 EIT 图像重建计算基线（参考）测量框架和当前框架之间组织特性变化的图像，非常适合追踪时变的生理现象。②频分 EIT 指通过施加不同频率的激励电流，测量出对应的电压数据，从而重构出两个频率点之间的电导率变化，对电导率变化实施成像。

二、EIT 成像流程

1. 在待成像的物体表面或附近放置多个电极，电极之间形成一个电极阵列。

2. 通过一对电极注入一个小电流（激励电流）到物体表面，其他电极用于测量相应的电压（测量电压）。

3. 通过改变激励电极对，重复步骤 2，以获得多组电流和电压测量数据。

4. 使用这些测量数据建立一个数学模型，包括物体内部的电阻抗分布。

5. 使用成像算法对测量数据进行处理，以重构物体内部的电阻抗分布图像。

通过分析不同位置上的电流和电压数据，EIT 可以推断物体内部电阻分布的变化，从而得到电阻抗图像。这些电阻抗图像可以用于观察物体内部的结构、组织或流体分布的变化，例如人体内脏器官的形状和位置、脑部活动的变化等。

第三节 EIT 技术的特点

胸部电阻抗断层成像技术可在床旁对患者进行无创、无辐射、实时动态的呼吸功能监测，近些年逐渐在临床中得到广泛应用。本节主要针对胸部 EIT 的优势和局限性进行探讨。

一、胸部电阻抗断层成像技术的优势

（一）无创、无辐射性

与计算机断层扫描（computed tomography，CT）相比，EIT 技术不需要通过电磁辐射（如 X 射线）或增强剂获取成像信息，具有非侵入性和无辐射性的优点。

（二）可重复性

由于 EIT 技术具有无辐射和非侵入性特点，EIT 可以安全地对同一患者进行频繁或连续监测。

（三）实时性和连续性

EIT 技术时间分辨率高，采样频率可达 20 ~ 50 Hz，1 s 可采集 20 ~ 50 帧图像，能够对患者的肺通气功能进行实时、动态监测。不仅可以实时监测患者肺内气体分布状况，而且能快速可视化展示临床操作（如吸痰、肺复张、俯卧位通气治疗）对肺通气的作用，帮助建立以肺通气为目标的个体化机械通气策略。

（四）便捷性

EIT 设备与其他高端成像设备（如磁共振成像、CT）相比更小巧，方便移动，可以在床旁等多种环境中使用。另外，与 CT、超声等成像技术相比，EIT 技术操作简便，耗时短、不易受操作者经验影响成像结果，更容易在临床中开展。

（五）成本低

与磁共振成像、CT 等高端成像设备相比，EIT 设备价格更低廉，不需要专业高端人才进行日常操作和维护，人员培训、设备维护成本更低。

二、胸部 EIT 的局限性

尽管胸部 EIT 拥有成本低、无辐射、实时监测等优点，但其同时存在一些局限性。

（一）空间分辨率较低

胸部电阻抗断层成像技术提供的是患者吸－呼气时肺内电阻抗的变化信息，主要集中反映电极平面附近约 5 cm 层厚的肺通气变化；因此越接近胸腔中央部位，空间分辨率越低，无法提供组织的精确解剖学定位。

（二）复杂结构成像效果较差

胸部 EIT 作为一种全局成像技术，对于肺内密度变化较大的区域可能无法准确地定位和分辨，成像效果可能下降。

（三）数据处理复杂

胸部 EIT 数据的处理和解释较为复杂，需要依赖复杂的电学参数计算和图像重建算法，需要专业人员和临床人员共同合作解释数据和成像结果。

（四）易受多种因素影响

EIT 在成像过程中可能受到多种因素影响，如患者的体位变化（平卧位、半卧位、坐位）、体重、心脏信号、植入起搏器信号灯干扰，造成图像质量下降。如体质指数（body mass index，BMI）$> 30\ kg/m^2$ 的患者 EIT 肺通气图像可表现为左、右肺融合的单一圆形通气图像，部分 EIT 设备不能应用于 BMI $> 50\ kg/m^2$ 的患者。

胸部 EIT 作为一项相对较新且快速发展的技术，拥有鲜明的自身优势，同时也存在一些局限性。结合胸部 EIT 的自身特点针对性使用能更好地在呼吸与危重症领域推广该技术。

第四节　小结

本章从技术构成、工作原理以及技术特点三个方面对胸部电阻抗断层成像技术进行了阐述，从 EIT 技术构成和工作原理的角度深入解释了 EIT 技术成像的原因，帮助临床人员更好地了解 EIT 技术以及 EIT 技术的优势和局限性，进而帮助临床人员更好地针对不同临床诊疗需求应用胸部 EIT。

第三章

胸部电阻抗断层成像技术的临床应用

第一节　EIT 技术的适应证及禁忌证

一、适应证

1. 生理或病理状态评估：胸部 EIT 可用于评估生理状态下的肺部通气和灌注情况，以及在病理状态下的肺部异常分布和功能变化。

2. 临床环境中重症患者监测：该技术适用于对重症患者的肺部功能进行监测和疾病的辅助诊断。

3. 肺内气体异常分布监测：该技术对于监测肺内气体异常分布具有重要临床价值，如慢性阻塞性肺疾病、肺气肿、肺不张等疾病的诊断与监测。

4. 呼气末肺容量短期变化的监测：通过胸部 EIT 可以实时监测呼气末肺容量的短期变化，有助于评估肺部功能和呼吸治疗效果。

5. 机械通气中滴定呼气末正压：急性呼吸窘迫综合

征、重症慢性阻塞性肺疾病、哮喘等肺部疾病可通过该技术滴定合适的呼气末正压。

二、禁忌证

1. EIT 电极缚带部位患者皮肤外伤。

2. 患者皮肤与电极缚带接触不良。

3. 带有心脏起搏器患者。

4. 脊柱损伤或骨折后躯干需制动的患者。

5. 有植入式心律转复除颤仪的患者。

6. 无法配合的患者。

7. BMI $> 50\text{kg/m}^2$ 的患者。

第二节　EIT 的基础操作流程

一、操作流程

（一）开机启动

1. 按下开机按钮，测试显示屏幕是否正常。进行初始化后，屏幕显示开机画面，进度条表示启动进度。

2. 启动后，处于待机模式。选择"启动 / 待机"页面。

（二）设备检查（只有部分设备需要进行设备检查）

1. 设备检查前准备

（1）将电缆两端的接头接在设备主机上。

（2）分别将电缆端口插入相对应的测试接头。

（3）需要注意的是，每次使用前，都必须进行设备检查。使用时，必须至少每隔 24 h 对设备检查 1 次。如果一直显示电缆未连接、检测未通过等或与测量条件无关的结果时则应进行设备检查。当患者已连接设备时，请勿启动设备检查。

2. 执行设备检查：仅在待机模式下才可进行设备检查。如果未处于待机模式，需将其切换到待机模式。

（1）在机器待机状态下点击"设备检查"选项卡。

（2）点击"开始"按钮，开始进行设备检查，设备检查会自动完成，标题栏内显示的信息提示设备检查的进度。

（3）需要注意的是，设备检查正在进行时，请勿关闭"设备检查"页面。即使关闭设备，从设备检查得出的测试结果也将被存储，直至进行下一轮测试。如果设备检查成功，即可开始进行测量；如果设备检查失败，不要运行设备，请联系售后服务对设备进行检查。设备检查通过后，即可使用。

（三）连接患者

1. 患者准备

（1）适当清洁电极缚带周围皮肤，确保皮肤表面无任何阻碍电极接触的体液或物质。

（2）在必要时刮除胸毛以确保电极处接触良好，防止干扰。

2. 佩戴电极缚带

在选择电极缚带时，应选择适合患者大小尺寸的电极缚带（表3-1），电极缚带的型号标签和尺寸应与患者相匹配。

表3-1 不同型号的电极缚带

型号	尺寸（适用胸围）	备注
S	70 ~ 85 cm（28 ~ 33 in）	两者需同时使用，六个闭合孔位点，用于调整尺寸，适应患者的个体化差异
M	80 ~ 96 cm（31 ~ 38 in）	
L	92 ~ 110 cm（36 ~ 43 in）	
XL	106 ~ 127 cm（42 ~ 50 in）	
XXL	124 ~ 150 cm（49 ~ 59 in）	

注：in（inch）：英寸（1 英寸 = 2.54 cm）

将选好的电极缚带置于患者胸部第4 ~ 6胸椎的位置（图3-1），其最能反映全肺呼气末肺容积以及潮气量的变化。如患者肥胖、腹腔高压等导致膈肌位置抬高时，应将电极缚带的位置适当抬高。

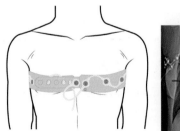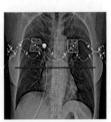

图3-1 电极缚带在患者胸部的最佳位置示意图（左）和解剖图（右）

3. 与患者连接

（1）连接患者电缆后，确保电极缚带按照从左至右的顺序正确系牢。如果因乳腺组织而无法将电极缚带系到第 4 ~ 6 根肋骨间的位置，则必须将缚带系到乳房中下部位。

（2）确保电极缚带中央的中间位置位于患者脊柱上方（图 3-2）。

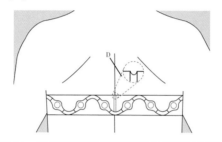

图 3-2 电极缚带在患者胸背部的最佳位置示意图

D 电极缚带中央的中间位置标记

（3）确保缚带已固定，这样电极 1 和 16 便可与胸骨缘保持等距。

（4）如果衣服或其他物品不可避免地要影响皮肤与 16 个电极间的接触，则可用 15 个电极进行 EIT 测量，所以至少应有 15 个电极与皮肤有效接触。

（5）将患者胸部电缆端口相连接，闭合缚带使所有电极与皮肤完全接触（图 3-3）。

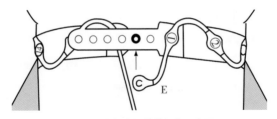

图 3-3 胸部电极缚带闭合示意图

（6）确保电缆无紧绷现象，确保电缆未缠结或缠绕在患者四肢上。

（7）连接参比电极，在患者腹部任意无气体无骨突部位使用 ECG 电极。

（四）开始测量

点击"启动/待机"页面上的"开始"按钮，开始自动校验周期，校验过程中执行以下操作。

1.确定所有皮肤与电极间的传输电阻抗良好。

2.优化测量频率。

3.自动调整 EIT 波形和图像的大小。

4.校验过程中会在标题栏上显示相关信息，计时器显示完成校验的时间。

5.如果自动校验不通过，提示栏会提示存在相关问题，需要根据提示信息进行相对应的处理，重新进行信号检测。

"信号检测"页面（图 3-4）显示了电极的位置、16个电极电阻以及参比电极。检测过程中会持续监测电阻信号，从而进行实时动态监测电阻值。

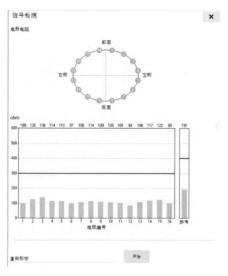

图 3-4　信号检测界面

如果 EIT 电极电阻超出所定义的 300 超限值（图 3-4 中红线处），参比电极超出 400 限值，柱形图将由蓝色变为红色，提示电极接触不良或参比电极接触不良，根据提示检查电极连接情况，进行调整，重新开始标定（表 3-2）。

表 3-2　不同颜色提示电极的状态

状态	说明
灰色	皮肤与电极间接触良好，可以进行测量
白色	皮肤与电极间接触不稳定，可以进行测量但信号质量可能会降低
红色	皮肤与电极间接触不良，不能进行测量

在电极接触正常情况下，EIT 肺通气常规监测界面（图 3-5）。

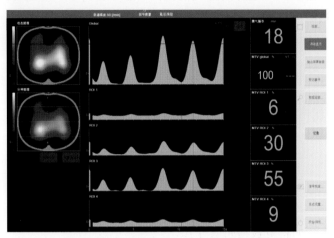

图 3-5　EIT 肺通气常规监测界面

（五）肺容积监测图像

EIT 检测通过后，电极缚带置于患者第 4 ~ 6 胸椎的位置时，最能反映全肺呼气末肺容积以及潮气量的变化（图 3-6）。

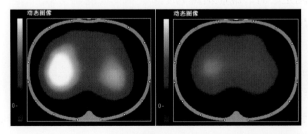

图 3-6　EIT 在正常患者（左）和肥胖患者患者（右）胸部的最佳位置检测图

将电极缚带置于患者胸部第 3 胸椎的位置时，主要侧重反映双上肺的通气情况，一般心脏信号不会出现在该断层范围内（图 3-7）。

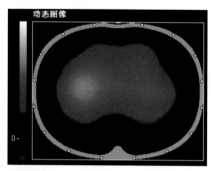

图 3-7　EIT 在患者胸部第 3 胸椎位置检测图

如将电极缚带置于患者第 6 胸椎以下时，经增强对比之后，两肺之间的通气区域正中开始出现了随心动周期性的负向电阻信号（紫色伪影）；且随着电极缚带的位置进一步下降，可以看到中央的紫色伪影逐渐增大，在肺部两侧边缘也出现了紫色伪影，根据解剖位置可以推测是心脏、膈肌活动 / 腹部组织造成的伪影（图 3-8）；当出现这种图像时，提示需大幅上调电极缚带位置。

另外，在临床中可以通过 EIT 对胸腔积液、气胸的患者进行观察与分析。当患者存在胸腔积液时，其压迫肺组织，使得被压迫的肺组织通气消失，通过 EIT 可监测到胸腔积液区域与全局通气阻抗值变化不同步甚至是完全相反的变化趋势（紫色伪影），如图 3-9 所示，表示

27

患者右侧有胸腔积液。

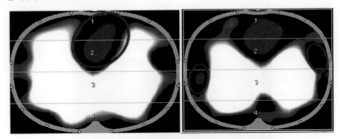

图 3-8　EIT 在患者胸部第 6 胸椎以下位置检测图

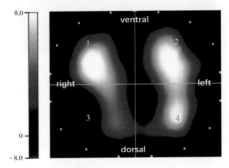

图 3-9　EIT 在胸腔积液（右侧）患者当中的检测图

　　气胸是 ICU 机械通气常见的并发症之一，严重时可导致患者呼吸困难、脉氧下降、血流动力学不稳定等，所以早期识别气胸对患者尤为重要。通过 EIT 可以检测气胸的发生、进展情况和治疗效果，在 EIT 检测界面中可以看到紫色伪影（图 3-10），从而有助于床旁动态检测气胸的发生，但需要联合其他检查进行判断。

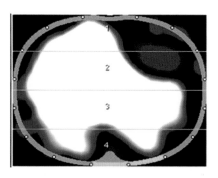

图 3-10 EIT 在气胸患者当中的检测图

二、EIT 操作的注意事项

1. 部分机器需在患者身体贴参考电极，最好贴在腹部无气体的部位。参考电极可确保不同的电极所测得的数据都参照了相同的电位。

2. 所有电极都必须充分接触皮肤才能保证充分的信号质量（图 3-11），如果信号质量显示"Low"（低）时，应考虑患者体型、疾病、参比电极、导电介质、部分 EIT 设备建议肺通气显像不能应用于 BMI > 50kg/m² 、大面积肺水肿组织水肿的患者，可能会导致信号质量下降。

3. 电极缚带绝不能放置在受损、发炎的皮肤区域或创伤敷料或类似材料上。

4. 对已知肥胖、腹内压高的患者，应将电极缚带位置适当升高。

5. 对于女性，由于乳房解剖结构，电极缚带位置建议在乳房略下的地方。

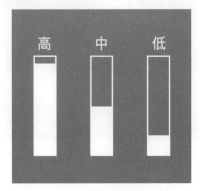

图 3-11　信号质量示意图

6.一般不建议电极缚带位置低于第 6 肋间。

7.佩戴电极缚带时，注意电极缚带的松紧程度，以操作者主观判断为主。

8.使用 EIT 进行监测时，应避免较大的身体活动，影响 EIT 测量结果（如体位变换、抬胳膊等）。

9.使用 EIT 监测时，不能在强磁场的环境中使用。

三、EIT 操作时的并发症

1.电极缚带应用一段时间后，应注意观察电极缚带边缘位置的皮肤，可能会出现轻微压痕和发红，长时间应用可能会出现皮肤压力性损伤。

2.佩戴过紧或时长过长时患者舒适性下降。

3.电极缚带佩戴过紧时，患者可能会出现呼吸困难。

四、EIT设备清洁、消毒与维护

1.设备的清洁消毒应先遵循产品说明书的消毒原则，如果产品说明书未提及，在选择消毒剂时需考虑消毒剂成分与设备材料的兼容性。

2.设备应遵循先清洁再消毒的原则。

3.设备应"一用一消毒"，消毒可选择75%乙醇溶液擦拭或含有效氯消毒液擦拭。

4.电极缚带应使用醛类、季铵化合物进行有效擦拭。

5.设备表面应每天清洁消毒1~2次。

6.设备应定期由工程师检测与维护。

第三节 EIT与肺通气

一、概述

胸部EIT通过测定不同状态下肺内电阻抗变化，实现实时、动态的肺通气监测。经过一系列的临床研究，EIT技术在肺通气监测方面已经相对成熟，如在急性呼吸窘迫综合征（acute respiratory distress syndrome，ARDS）患者中应用广泛。此外，EIT技术可以评估患者的区域性肺通气分布，同时评估患者肺可复张性、进行呼气末正压（positive end-expiratory pressure，PEEP）滴定，实现

EIT 技术对患者病情的评估监测，制订个体化呼吸支持策略。本节将对胸部 EIT 监测肺通气的操作方法进行详细阐述。

二、原理

胸部 EIT 将患者肺通气状态划分为几个平行区域或者几个象限，即定制感兴趣区（regions of interest，ROI），以直观图像的形式显示肺内通气分布变化；并且可以根据不同的临床需求调节区域的大小和分布情况，定制不同通气量化区域。常规可以通过"象限"式排布和"层次"式排布两种方法对患者的呼吸功能进行观察评估。

"层次"式排布常将 EIT 设定为四层模式，分为"腹侧、近腹侧、近背侧、背侧" 4 个区域，可直观显示从腹侧到背侧的通气分布。"层次"式排布将 1、2 区定为非重力依赖区，3、4 区定为重力依赖区。临床人员可以在操作前后（如体位改变、吸痰、俯卧位等）通过测量重力依赖区（ROI 3、ROI 4）和非重力依赖区（ROI 1、ROI 2）的肺通气变化间接判断治疗效果 ［图 3-12（a）］。

"象限"式排布以图像中心为原点按"左上、右上、左下、右下"将肺通气状态分为 4 个象限区域，多用于评估左右肺通气异质性和患者自主呼吸努力程度 ［图 3-12（b）］。

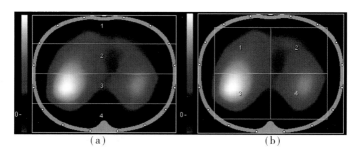

图 3-12　EIT 肺通气层次和象限分布示意图

注：图（a）为"层次"式排布，1、2、3、4 分区分别对应腹侧区、近腹侧区、近背侧区、背侧区 4 个层次分区；图（b）为"象限"式排布，1、2、3、4 分别对应右上、左上、右下、左下 4 个象限分区

三、临床应用

临床中多种原因例如气胸、肺不张、胸腔积液、肺炎等均可导致患者不同肺区出现不同程度的通气降低，EIT 技术通过"层次"式排布有助于判断患者双下肺实变程度并指导临床治疗。

（一）胸部 EIT 肺通气监测常规方法

EIT 的肺通气监测图像如图所示（图 3-13），图中左侧为 EIT 动态图像和分钟图像。动态图像也可称为潮气图像，是患者吸气开始至吸气末的 EIT 监测图像，展示了最近一次吸气的肺通气分布情况。每次呼吸后，图像会自动更新，而分钟图像展示了患者 1 min 内平均区域肺阻抗分布变化的潮气图像。

动态图像和分钟图像都通过颜色表示患者肺内各区域通气时阻抗变化，根据阻抗变化大小，EIT 图像颜色将逐渐从白色→蓝色→黑色变化。白色代表图像内的阻抗变化最大区域，即通气最多的区域；黑色表示区域阻抗变化 < 10% 的区域，即通气不足或未能产生通气变化区域；区域阻抗变化 > 10% 的情况下 EIT 图像将显示为蓝色，随着阻抗值变化的增多，图像颜色将从深蓝色逐渐变为浅蓝色。

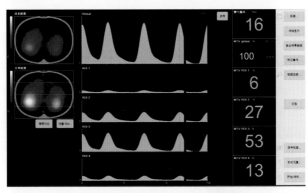

图 3-13　EIT 肺通气常规监测图像

肺通气监测图像（图 3-13）中间由阻抗—时间曲线和各 ROI 电阻抗值占比两部分组成。电阻抗—时间曲线展示了患者通气时全肺和不同 ROI 阻抗的实时变化，各 ROI 阻抗值占比则根据"层次式分布法"展示了不同 ROI 阻抗值占全肺的比例。临床人员可以通过局部电阻抗—时间曲线对患者肺内 ROI 阻抗变化进行比较。需要注意的是，全肺电阻抗始终为 100%，与患者潮气量大小无关，只充当显示局部 ROI 阻抗变化的参考值。局部 ROI 阻抗变化为每次呼吸（从呼气末到吸气末）的区域电阻抗 - 时间曲线的最小和最大值之差，显示对应的 ROI 中发生的阻抗变化所占比例。

　　图像右侧为操作界面，可通过"视图"进入不同 EIT 肺通气监测界面，根据临床需求选择吸气末肺阻抗趋势（图 3-14）和呼气末肺阻抗（end-expiratory lung impedance，EELI）监测图像，通过比较患者在不同时间点的各 ROI 阻抗值的变化评估患者肺内通气变化。其中吸气末肺阻抗变化趋势显示的是患者每次吸气末全肺和各 ROI 阻抗占比，可以较为直观地比较不同时间点患者潮气量前后分布变化。

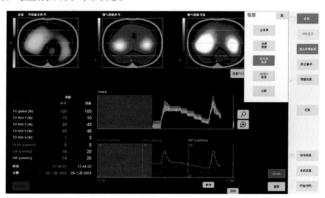

图 3-14　EIT 吸气末肺阻抗监测图像

注：蓝色线和蓝色数值为参考时间点和各 ROI 阻抗值占比，白色线和白色数值为当前选择的时间点和各 ROI 阻抗值

呼气末肺阻抗监测图像（图 3-15）展示了患者每次呼气末全肺和各 ROI 阻抗分布情况，并通过 EELI 变化趋势（ΔEELI 趋势）评估不同时间点患者呼气末肺内通气分布变化。临床中常用于进行评估肺内通气变化、PEEP 滴定和肺复张。

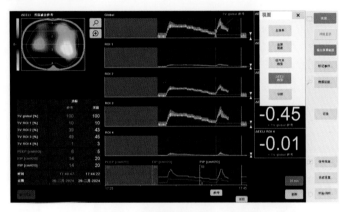

图 3-15　EIT 呼气末肺阻抗监测图像

注：蓝色线和蓝色数值为参考时间点和各 ROI 阻抗占比，白色线和白色数值为当前选择的时间点和各 ROI 阻抗占比

（二）常见胸部 EIT 监测肺通气参数

目前，临床中常见的胸部电阻抗断层成像设备主界面仅能通过图像和各 ROI 通气占比的形式展示患者肺通气变化，缺乏全肺和区域肺通气的量化指标和参考范围。EIT 图像中的每个像素点都具备存储该像素电阻—时间变化曲线的能力，包含丰富的肺通气信息，应用适当的算

法可将这些信息转化为反映局部呼吸力学特征的量化指标，常见胸部 EIT 监测肺通气参数如下（表 3-3 ）。

表 3-3　EIT 肺通气监测常见参数

中文名称	英文全称	英文简称	参数意义
呼气末肺阻抗	end-Expiratory lung impedance	EELI	全肺呼气末电阻抗
全肺不均一指数	global inhomogeneity index	GI	量化区域肺通气的异质性
通气中心	center of ventilation	COV	量化腹背侧肺通气分布
区域通气延迟	regional ventilation delay	RVD	反映区域肺通气延迟

目前，临床中可通过计算各像素点潮气电阻抗变化值离散程度获得全肺不均一指数（global inhomogeneity index，GI）量化患者区域肺通气的异质性，GI 数值越大，代表患者肺通气不均一性越严重。

通气中心（center of ventilation，COV）则通过加权平均计算在空间位置方面的各像素点潮气阻抗变化值，量化腹背侧垂直方向的通气分布，观察各种临床治疗方案对患者重力依赖区肺通气的影响。当 COV=50% 时，代表肺通气最均匀。除此之外，部分患者由于疾病造成肺呈现不均一性变化，出现局部区域肺通气滞后现象。通过 EIT 可以观察到患者吸气局部阻抗—时间曲线开始上升的时刻较整体阻抗—时间曲线有所延迟，并衍生出区域通气延迟（regional ventilation delay，RVD）参数，用于观察局部滞后性。

（三）胸部电阻抗断层成像技术监测患者自主呼吸驱动

对于机械通气患者，保留适当的自主呼吸有助于改善重力依赖区的肺通气，提高氧合和预防膈肌萎缩。但过强的吸气努力却可能出现钟摆呼吸现象，加重患者呼吸机相关性肺损伤。钟摆呼吸是由于患者肺部病变分布不均，肺泡不同步通气造成的肺内气体再分布，其本身不改变潮气量，因此即使进行小潮气量通气策略，患者依旧可能由于钟摆现象（pendelluft）出现局部区域肺过度膨胀，并且难以通过常规呼吸机监测发现这种现象。胸部 EIT 可以实时监测患者不同肺区域的通气时相，对钟摆现象进行床旁定性评估（图 3-16）。

（四）ARDS 患者可复张性评估

对 ARDS 患者进行机械通气时，个体化肺可复张性评估是必须的。通过 EIT 技术可以直接观察肺复张过程中 EELI 的变化，因其与呼气末肺容积（end-expiratory lung volume，EELV）呈正相关，从而判断出肺是否具有可复张性。

操作流程：应用"层次"式排布进行 ROI 分区；确认 ROI 4 通气占比是否小于 5%；依照惯例进行肺复张操作；对比肺复张前后肺部通气状态图像；如果复张后 ROI 4 通气百分比大于 10%（或改善 > 5%）则认为患者

对肺复张有反应；或观察 EELI 变化值，如果肺复张前后 △ EELI > 10% 也认为患者具有肺可复张性。

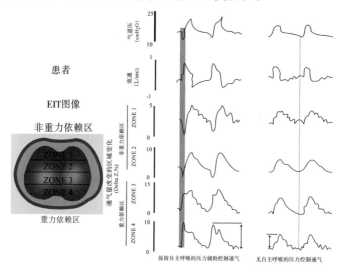

图 3-16　自主呼吸驱动过强患者 EIT 示意图

注：ZONE1 代表腹侧区域；ZONE2 代表近腹侧区域；ZONE3 代表近背侧区域；ZONE4 代表背侧区域；图右侧显示有自主呼吸的机械通气患者 EIT 的区域电阻抗 - 时间曲线波形。EIT 监测到吸气初期 ZONE3 和 ZONE4 的阻抗值迅速增加，并随着 ZONE1 和 ZONE2 的阻抗值增加而迅速降低

当尝试对 ARDS 患者进行肺复张时，通过 EIT 可以观察到患者 ROI 4（背侧通气区域）的通气开始恢复。蓝色区域增多说明患者对肺复张有较好反应性，适合进行肺复张（图 3-17）。

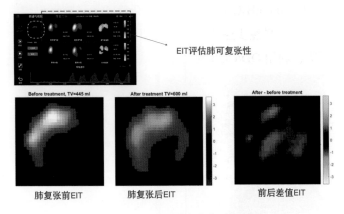

图 3-17　EIT 进行肺复张前后示意图

（五）ARDS 患者 PEEP 滴定

除了肺可复张性评估，ARDS 患者机械通气时个体化的 PEEP 滴定也尤为重要。目前，PEEP 滴定方法可以根据患者的氧合状态，生理死腔量、肺部超声影响，或呼吸机监测得到的呼吸力学指标进行设置。以上方法均是从 ARDS 患者不同的病理生理角度出发，但其共同缺陷是无法真实反映具有极大异质性的患者肺部区域性状态。胸部 EIT 通过对区域肺组织过度膨胀与塌陷百分比（overdistension and collapse percentage，OD/CL%）法选择最佳 PEEP（图 3-18），或以最低的总不均一指数（global inhomogeneity index，GI）为目标进行 ARDS 患者 PEEP 滴定。

操作流程：适当镇痛镇静，保证患者无自主呼吸；

PEEP 从 20 cmH$_2$O（1 cmH$_2$O = 0.098 kPa） 开 始 以 2 cmH$_2$O 的水平逐步递减；每个 PEEP 水平至少保证 5 ~ 10 次呼吸；利用 OD/CL% 法对 EIT 数据进行分析。

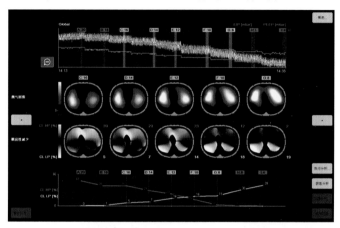

图 3-18　使用 EIT 对 ARDS 患者进行 PEEP 滴定图像

注：PEEP 从 20 cmH$_2$O 开始以 2 cmH$_2$O 的水平逐步递减，每次调整 PEEP 值记录 1 次。黄色曲线代表 PEEP 滴定过程中肺泡过度通气百分比变化；白色曲线表示 PEEP 滴定过程中肺泡塌陷百分比变化。两条线相交点为最佳 PEEP，图中 PEEP 滴定值为 11 cmH$_2$O。

（六）慢性阻塞性肺疾病患者 PEEP 滴定

慢 性 阻 塞 性 肺 疾 病（chronic obstructive pulmonary disease，COPD）患者也可以使用胸部 EIT 指导机械通气参数设置。COPD 患者由于肺弹性回缩力降低，在呼气末出现小气道塌陷，造成呼气流速受限和呼气不完全，产 生 内 源 性 PEEP（intrinsic positive end-expiratory pressure，PEEPi），最终导致患者出现动态肺膨胀、呼吸功耗增加和心肺功能受损。根据维持患者最低 PEEPi 滴定 PEEP 值的方法，可减少患者肺内动态过度充气严重程度，进一步降低 PEEPi。目前，临床中可以利用 EELI 法、最小 RVD 法和最小 GI 法确定 COPD 患者的 PEEPi，EELI 法具体方法如下（图 3-19）。

EELI 法内源性 PEEP 滴定操作流程（尽可能避免过强自主呼吸干扰）：PEEP 从 20 cmH_2O 开始以 3 cmH_2O 的水平逐步递减；每个 PEEP 水平保持 2 min；观察全肺 EELI 变化；如果 EELI 停止下降，则认为 EELI 开始出现停止时为内源性 PEEP。

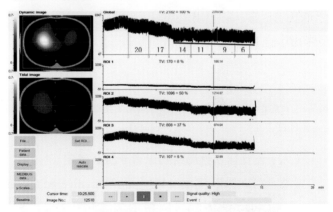

图 3-19　使用 EIT 对 COPD 患者进行 PEEP 滴定图像

注：PEEP 从 18 cmH_2O 每隔 2 min 下降 3 cmH_2O，每次调整 PEEP 值记录 1 次。红线代表 EELI 停止下降，此时 PEEP 值低于 PEEPi。因此滴定 PEEPi 为 14 cmH_2O。

（七）EIT 监测在俯卧位通气中的应用

俯卧位通气（prone position ventilation，PPV）是治疗中 - 重度 ARDS 的有效手段。PPV 可促进重力依赖区塌陷肺组织复张，改善全肺通气均一性，从而减少呼吸机相关性肺损伤（ventilator-induced lung injury，VILI），降低患者病死率。目前主要通过患者动脉血气观察 PPV 效果，但这种观察方法与患者的预后无显著相关性。EIT 通过实时监测患者的通气分布及各 ROI 阻抗值变化趋势对 PPV 疗效进行评估，不仅客观地展示出 PPV 对患者肺通气和血流的影响，也可作为确定 PPV 时长和中止 PPV 的方法（图 3-20）。如果 PPV 过程中通气分布恢复正常，甚至出现非重力依赖区通气严重减少，应考虑中止 PPV 通气治疗。

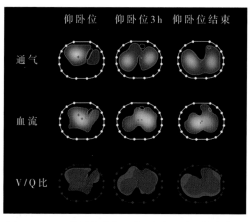

图 3-20　EIT 监测俯卧位下肺通气和血流阻抗值变化

（八）EIT 监测在机械通气撤离过程中的应用

目前已有若干研究利用 EIT 监测患者自主呼吸试验（spontaneous breathing trail，SBT）过程中肺通气状态的变化。在 SBT 过程中，EIT 可以通过监测患者膈肌自主运动能力预测撤机结局。利用 EIT 监测发现 EELI 明显下降的患者撤机失败风险更高，而背侧通气分布占比升高的患者撤机成功率更高。此外，通过 EIT 监测 SBT 过程中的 Pendelluft 征象也可以作为撤机失败的预测指标。但这些研究均样本量较少，未来仍需要大样本研究证实 EIT 指导撤机的价值。

（九）胸部 EIT 监测在重症患者其他方面的应用

气胸是重症患者机械通气常见的并发症之一，在 ARDS 患者中发生率甚至接近 10%。最早 Costa 等通过动物实验证明胸部 EIT 监测可敏感地检测到 20 mL 的气胸，其后也有若干个案报道利用相似的算法在临床中识别出气胸的发生。另外，也有中心将胸部电阻抗断层成像技术用于监测气道引流过程中肺含气量的改变，同时胸部 EIT 还在监测和评价重症患者的早期运动和物理治疗中显示出一定的优势。

四、局限性

目前临床中利用胸部电阻抗断层成像技术进行肺通气监测和评估依旧存在一定局限性。EIT 成像效果会受到电极放置位置影响，因此当临床中面对部分需要将 EIT 电极置于偏高或偏低位置的特殊情况时，监测结果可能受到影响；另外，患者的胸廓形态如气胸、胸腔积液等会影响胸腔阻抗，对监测结果造成影响。未来需要更多针对胸部 EIT 的临床研究进行验证。

第四节　EIT 与肺灌注

一、概述

　　基于肺部通气和灌注良好的匹配关系，气体才能在肺部进行有效的交换，肺通气和肺灌注的评估对于危重患者的心肺管理具有重要的意义，并成为协助诊断、病情评估、调整呼吸机设置等治疗策略的重要参考，因此 EIT 肺血流灌注监测也备受关注。EIT 肺灌注成像一般可分为肺血管搏动法和造影法，搏动法主要分析肺血管搏动阻抗变化，反映肺灌注，但搏动的电阻并不是直接反映前向局部肺灌注血流，容易受到肺动脉压、心脏收缩舒张、气道压等影响，准确性相对较低。造影 EIT 肺灌注技术更受到人们的青睐，多个动物实验已证实高渗盐水造影 EIT 肺灌注成像与单光子发射计算机断层扫描（single-photon emission computed tomography，SPECT）肺灌注成像具有较好的相关性和一致性。

二、原理

（一）造影剂首次通过成像

通过分析"弹丸"式注射造影剂首次通过右心房、右心室和肺循环的显现时序和系列影像，也称为造影剂首次通过成像方法。高渗盐水造影 EIT 肺灌注技术基于造影剂首次通过成像原理，通过"弹丸"式注射高电导率的造影剂（高渗盐水）引起胸腔电阻抗变化反映区域肺灌注情况。盐水注射导致某一肺区域电阻下降明显，提示流经该区域造影剂多，即血流灌注多；反之，电阻下降不明显，血流灌注少。为减少呼吸对电阻的干扰，要求在呼吸暂停期间实施，此时胸腔总电阻相对维持不变，可反映盐水造影的效应。注射初始阶段可发现盐水主要到达并聚集在右心区域，然后流动聚集在双侧肺区域，最后到达左心和主动脉后离开胸腔，此时胸腔电阻不再继续下降而呈逐渐回升。EIT 肺血流成像主要通过分析盐水从右心通过肺到达左心区间的电阻变化进行建构，受肺传输时间的影响。有学者在猪动物模型应用盐水造影 EIT 技术评估肺灌注，发现注射盐水后 0.5 ～ 1 s 盐水主要分布聚集在右心，2 ～ 4 s 后主要分布聚集在肺，6 ～ 8 s 可到达左心和主动脉区域。

（二）造影剂选择

不同研究所用造影盐水浓度不同，5%、7.5%、10%NaCl 均有报道，其液体量和含钠量相对整个机体血容量（4～6 L）溶液而言很小，注射后机体可快速平衡，均对内环境和容量影响较小。目前，国内外临床研究应用不同浓度高渗盐水进行 EIT 肺灌注显像评估重症患者肺血流分布，均未见不良反应报告。另外，使用 10 mL 10%NaCl 溶液进行肺灌注成像时，其电导率是血液 2 倍以上，"弹丸式"注射后可有效引起胸腔电阻的快速下降。数个动物实验已验证 10 mL 10%NaCl 溶液造影 EIT 成像和 SPECT 成像在评估肺血流灌注具有良好的相关性和一致性，是目前临床应用较为普遍的造影盐水浓度。

三、临床应用

（一）实施方法

1. EIT 肺灌注前评估

（1）中心静脉导管通路：肺灌注前要求留置中心静脉导管作为高渗盐水注射通路（颈内静脉或锁骨下静脉导管，导管尖端位于右心房开口）。

（2）屏气测试：肺灌注期间要求患者能够完成呼吸屏气至少 8 s（屏气时 EIT 可监测到胸腔全局电阻无明显变化，出现 8 s 以上的平台期）。

1）对于机械通气患者，在控制通气模式下完成（通过呼吸机上的吸气或呼气屏气暂停按键实施屏气），必要时给予镇静 / 肌松药物维持控制通气，避免出现自主呼吸；为减少对循环的影响，优先推荐呼气屏气。

2）对于自主呼吸患者，可嘱其自行屏气。如未能通过屏气测试，存在自主呼吸干扰，不建议实施肺灌注操作。

2. 物品准备（表3-4）

表3-4　EIT肺灌注操作时所用物品

物品	数量	单位
EIT机器	1	台
合适型号电极缚带	1	条
电极片（根据机器需求）	1	片
耦合剂（建议）	适量	
20mL注射器	1	个
10% Nacl	10mL	
镇静药物		
肌松药物	机械通气患者必要时使用	

3. EIT仪器开启和连接：开机自检，输入患者信息后按仪器说明将合适型号EIT电极缚带围绕于患者胸廓。

4. 造影剂注射：采取"弹丸"式注射。1名操作者负责实施屏气操作和记录数据，当EIT仪器检测屏气信号后（胸腔全局电阻出现平台期），发出注射指令；另外1名操作者得到指令后，从中心静脉导管"弹丸"式注射10% NaCl溶液10 mL，要求尽可能快地完成注射。注射盐水期间，应实时动态观察全局电阻曲线变化，如出现自主呼吸等干扰，根据临床情况可以重复注射盐水1～2次。1 d内反复多次盐水造影注射，需考虑对电解质内环境的影响。

5.电阻抗数据采集：注射盐水前（一般记录 1 ~ 2 min，至少连续 5 个呼吸周期）即开始持续采集胸腔电阻抗数据，并持续至注射完成后 1 ~ 2 min。

6.流程图（图 3-21）

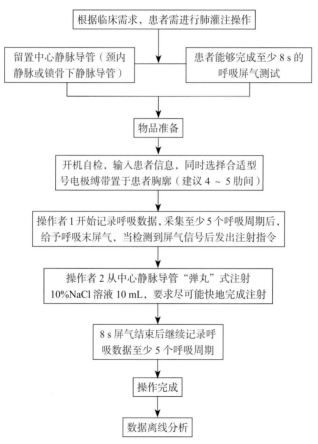

根据临床需求，患者需进行肺灌注操作

留置中心静脉导管（颈内静脉或锁骨下静脉导管）

患者能够完成至少 8 s 的呼吸屏气测试

物品准备

开机自检，输入患者信息，同时选择合适型号电极缚带置于患者胸廓（建议 4 ~ 5 肋间）

操作者 1 开始记录呼吸数据，采集至少 5 个呼吸周期后，给予呼吸末屏气，当检测到屏气信号后发出注射指令

操作者 2 从中心静脉导管"弹丸"式注射 10%NaCl 溶液 10 mL，要求尽可能快地完成注射

8 s 屏气结束后继续记录呼吸数据至少 5 个呼吸周期

操作完成

数据离线分析

图 3-21 EIT 肺灌注实施方法流程图

49

（二）数据分析流程

EIT 采集肺通气和血流的相关数据，目前需要离线软件分析，数据分析内容主要如下。

1. 肺灌注时间—电阻曲线质量评估

（1）曲线主要包括三部分，分别为注射盐水前的平台期（0.5 ~ 1 s），注射盐水后的下降支，盐水离开肺循环后的上升支（图 3-22）。

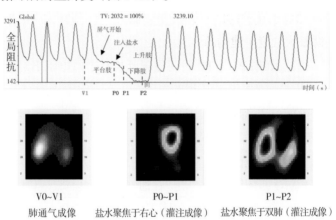

图 3-22　基于时间 - 全局电阻曲线的肺通气和血流灌注分布图建构

注：V0 ~ V1 时段全局电阻曲线反映了呼吸引起胸腔电阻周期性的变化，选取进行建构肺通气显像；P0 ~ P2 时段全局电阻曲线反映了屏气期间注射高渗盐水引起的全局电阻的变化，P0 ~ P1 时段提示盐水到达聚集在右心，P1 ~ P1 提示盐水到达双肺，其中选取 P1 ~ P2 时段建构肺灌注显像

（2）曲线形态连续相对光滑，如果曲线下降出现明显断续、曲折、波动等，提示受到干扰，应注意识别和排除。

2. 肺血流分布图像构建

（1）时间—电阻曲线选取：屏气期间全局电阻曲线开始下降作为盐水进入体内的起始点（P0），自 P0 后 1 个心动周期或 0.5 s 后作为盐水进入肺血管的起始点（P1），以全局电阻最低点作为盐水首次通过肺循环的终点（P2），P0 ~ P1 时间段的电阻曲线反映盐水进入右心区域聚集（图 3-22）。为减少心脏干扰，推荐应用 P1 ~ P2 时间段不同像素点的时间—电阻变化曲线（斜率拟合或电阻下降最大幅度）建构肺灌注图像。

（2）如果 P1 ~ P2 时间显著延长且合并电阻下降幅度不明显，需要警惕是否存在注射时间过长问题，未能较好地模拟造影剂的首次通过效应，必要时可重复测量。

3. 肺通气分布图像构建：采集至少连续 5 个呼吸周期以上的潮式电阻变化构建肺通气分布图像（图 3-22）。

4. V/Q 匹配图像的建构：在通气图像和血流图像中，均以最大像素值 20% 作为阈值确定具有通气和血流的区域，然后联合通气区域和血流区域进行比较，进一步建构 V/Q 匹配图像（图 3-23），相关参数如下。

（1）全局死腔通气分数：只有通气但无血流灌注的区域占总区域的百分比；

（2）全局肺内分流分数：整体只有血流灌注但无通气的区域占总区域的百分比；

（3）全局通气 – 血流匹配：整体既有血流灌注也有

通气的区域占总区域的百分比。

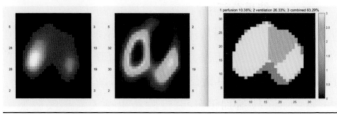

肺区域通气分布图　　　肺区域血流分布图　　　通气/血流匹配图

**图3-23　基于盐水造影 EIT 技术的肺区域通气分布、
血流分布和通气/血流匹配图**

5.图像分区（图3-24）：肺通气、血流和 V/Q 匹配
图像可被划分为 4 个感兴趣区（ROI），通过分析区域电
阻的变化，还可进一步计算不同区域内通气、血流分布
和区域 V/Q 匹配等情况。常用的分区方式有以下两种。

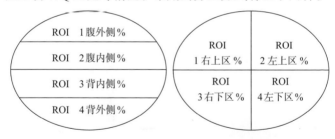

图3-24　EIT 肺灌注层次和象限分布示意图

（1）"象限"式排布：以图像中心为原点分为"左上、
右上、左下、右下" 4 个象限区域，可对左、右肺进行对比。

（2）"层次"式排布：从前至后将图像等分为"腹外侧、
腹内侧、背内侧、背外侧" 4 个矩形区域，可区别重力依赖区和非重力依赖区的不同特性。

（三）结果分析解读

临床中多种病因均可导致不同程度肺通气和或肺血流的缺失，该技术主要提供肺通气分布图像、肺血流灌注分布图像和 V/Q 匹配图像信息，需要综合进行解读。

1. 肺通气 / 肺血流分布图像：主要分析是否存在局部区域性通气 / 血流缺失，按"左上、右上、左下、右下"4 个象限区域，具体如下。

（1）如 15% ≤ ROI%– 通气 / 血流 ≤ 20% 提示该区域存在轻度通气 / 血流缺失。

（2）如 10% ≤ ROI%– 通气 / 血流 < 15%，提示该区域存在中度通气 / 血流缺失。

（3）如 ROI%– 通气 / 血流 < 10%，提示该区域存在重度通气 / 血流缺失（图 3-25）。

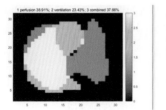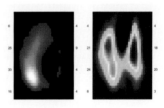

图 3-25　重度通气缺失

2. V/Q 匹配图像（图 3-25）：通过整合通气和血流分布图像，主要分析死腔通气分数、肺内分流分数、通气 – 血流匹配的状况。根据前期临床数据，相关参数阈值推荐如下。

（1）死腔通气分数＞30%提示死腔显著增加，可能存在肺栓塞、肺血管相关病变或ARDS晚期等。

（2）肺内分流分数＞20%提示分流显著增加，可见于大面积肺实变/肺不张等。

（3）通气－血流匹配＜60%提示VQ匹配显著失调。

四、局限性

目前用于肺灌注评估的EIT技术仍有其局限性。首先，EIT装置每次测量仅允许监测一个圆柱形肺区域，并不能获得肺部的整体图像。其次，受限于空间分辨率不足，EIT难以提供详细的形态学信息从而对肺部病灶进行准确定位，并且难以完全排除心脏大血管对阻抗变化的影响。最后，关于血流区域阈值的确定、灌注成像方法（最大斜率、曲线下面积、基线确定等）以及分钟通气量和心输出量校正计算区域V/Q的阈值等分析标准尚未达成统一。因此，高渗盐水EIT肺灌注造影显像技术及分析标准未来需要进一步统一，特别是不同疾病中的相关阈值和诊断标准还需要大样本的临床研究进一步验证。

第五节　EIT 与肺功能

一、概述

EIT 在肺部监测中的应用一直是人们关注的研究领域，既往主要应用于监测危重患者的肺通气分布和局部通气变化，帮助调整呼吸机设置。近年来，研究者们开发了更多样化的肺功能监测技术，其中 EIT 在肺功能测试中的应用被认为是最有前景的领域之一。常规肺功能检查在实际应用中的局限在于只能评估全肺的整体功能，而无法发现局部异常，也无法完成分区肺功能的评价。此外，其难以应用于重症、认知障碍和呼吸道传染病的患者。在这些情况下，应用 EIT 技术辅助甚至替代肺功能评估可以帮助患者明确肺通气分布的空间和时间异质性、流速受限及其程度，从而为肺功能检测提供额外的信息。EIT 这一无创、实时、床边、无辐射、可连续观测的医学成像技术为肺功能评估提供了新的方法。

二、原理与方法

（一）EIT 肺功能数据分析方法

EIT 主要通过胸腔体表电极施加安全无感电流，测量通气过程中胸腔内电阻抗变化，再利用相应的成像重

55

建算法来重构胸腔内部的气体分布，进而反映人体肺通气功能状态。EIT 断层图像平面由 32×32 像素矩阵组成，通过 1024 个像素点反映肺各区域通气功能。目前，EIT 数据和图像仍需离线评估，EIT 原始图像常用 GREIT（Graz consensus Reconstruction algorithm for EIT）重建算法生成。在临床应用中，常将 EIT 肺通气图像人为划分成几个平行区域或几个象限，即定制肺兴趣区（regions of interest，ROI），一般使用 Pulletz 等描述的方法定义。

在潮气呼吸过程中，通过识别呼气末最小值和吸气末最大值确定每次潮气呼吸的阻抗变化幅，随后在图像像素中确定平均潮气呼吸阻抗变化，表示为像素潮气量（tidal volume，VT）。在用力肺活量（forced vital capacity，FVC）测试过程中，在完全吸气时的像素波形中识别出强制呼气前和完全呼气后这两个典型的时间点，每个像素中这两个时间点之间的阻抗变化幅度即为像素用力肺活量。完全吸气和完全呼气 1 s 后的 EIT 信号变化对应为像素第 1 s 用力呼气量（forced expiratory volume in 1s，FEV1）。FVC 的 25% ~ 75% 的阻抗下降率代表呼出 25% ~ 75% FVC 的平均用力呼气流量称为中期流量（maximum mid-expiratory flow，MMEF）和每个像素中的最大呼气峰流量（peak expiratory flow，PEF）。$t75$ 和 $t90$ 分别表示呼出 75% 和 90% 像素 FVC 所需像素呼气时间。EIT 肺功能评估中常涉及的肺功能参数及含义如图 3-26、图 3-27 所示。

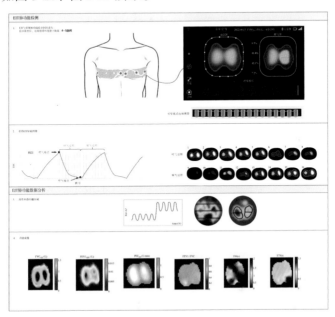

图 3-26　EIT 肺功能检查和数据分析示意图

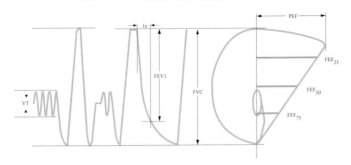

图 3-27　EIT 肺功能评估中常涉及的肺功能参数示意图

EIT 图像中的每个像素点都具备存储该像素电阻 - 时间变化曲线的能力，包含丰富的局部通气信息，应用适当的算法可将这些信息转化为反映局部呼吸力学特征的量化指标，如计算各像素点潮气电阻变化值离散程度获得的总不均一指数，可以反映区域肺通气异质性，计算一般依据 Zhao Zhanqi 等建立的算法。此外，其可以在所有图像像素中确定 FEV_1 和 FVC 的比值，并计算平均值，使用 GI 指数评估空间 FEV_1/FVC 分布的异质性。

（二）EIT 肺功能监测检查流程

1. 目前 EIT 获得的阻抗数据是相对阻抗，只有通过肺功能仪或者呼吸机的容量校正才可以明确容量变化的绝对值。

2. EIT 检查禁忌证如前所述，见第三章第一节。

3. 检查体位：不同体位变换（平卧位、半坐位、高侧位等）可影响肺通气图像。由于常规肺功能检查采用坐位进行，因此 EIT 肺功能数据采集也采取坐位。

4. 电极缚带：EIT 监测与常规肺功能检查同步进行。先将 EIT 电极缚带围绕于受试者胸廓（第 4～5 肋间，高于膈肌平面，女性受试者可系于第 3～4 肋间），电极缚带松紧程度应为接触阻抗低于仪器要求阈值下，且受试者无压迫感为宜，若设备有参考电极，将参考电极置于受试者腹部。电极缚带位置对 EIT 肺功能成像影响显著，不同 EIT 电极缚带位置反映不同断层的肺通气功能。

需注意的是，EIT 电极缚带可能减少已有肺部疾病的受试者的肺容积，应避免将使用电极缚带获得的肺功能与不使用电极缚带获得的相应值进行比较。电极缚带连接好后即可开始肺功能检查，并同步记录 EIT 原始数据。

（三）常用的 EIT 肺功能参数及意义

1. 全肺不均一指数（global inhomogeneity Index，GI）：由计算各像素点潮气电阻变化值离散程度获得，可用于反映区域肺通气的异质性。

2. 通气中心（center of ventilation，COV）：根据各像素点潮气电阻变化值在空间位置上的加权平均计算得出，旨在量化各种治疗措施引起腹背侧垂直方向上的通气分布变化。

3. 区域通气延迟（regional ventilation delay，RVD）：局部区域吸气相电阻—时间曲线开始上升的时刻较整体电阻—时间曲线有所延迟，基于局部滞后特性而衍生的即为区域通气延迟，是反映肺泡气道陷闭的指标。

4. 变异系数（coefficient of variation，CV）指 EIT 肺功能参数所有像素值的标准差与相应均值的比值，用于表征通气异质性。

5. 相对阻抗变化（relative impedance change，rel. ΔZ）：EIT 每个图像像素均为瞬时像素阻抗（Z）和参考像素阻抗（Z_{ref}）的差值与参考像素的比值，即为（Z-Z_{ref}）/Z_{ref}，该值通常被称为相对阻抗变化。

三、临床应用

大多数 EIT 相关研究集中在重症监护医学方面，主要用于监测机械通气的危重患者。在这些患者中，EIT 可以实现呼吸机设置的快速个性化调整，并优化呼吸机治疗。目前，只有少数研究显示出 EIT 在肺功能检测中的潜力。现有的结果表明，EIT 可以在肺功能测试期间明确受试者是否存在通气分布的空间和时间异质性，从而为肺功能检测提供额外的信息。

（一）通气功能评价

已有研究应用 EIT 监测局部肺功能的通气不均性以及与常规肺功能检查的相关性，证实了 EIT 监测肺通气功能具有良好的可重复性以及用于肺功能筛查和监测的可行性。部分研究显示 EIT 能发现常规肺功能未监测到的与症状相关的通气功能改变。在对 COVID-19 康复患者的研究中发现，部分患者在康复后 1 年内出现新发呼吸困难，与无呼吸困难的康复者比较，常规肺功能检查、脉冲振荡肺功能、呼出气一氧化氮检测均无明显差异。但在静息呼吸时和强制用力呼气时，呼吸困难患者 EIT 的区域性通气不均匀性明显增高，GI 比较时有显著差异。

（二）舒张试验

有研究在哮喘和慢性阻塞性肺疾病患者支气管舒张试验中同时通过 EIT 测定局部肺功能，发现 EIT 能够在舒张试验期间监测到通气分布的空间和时间异质性，并在区域水平方面分析其对吸入支气管扩张剂的反应变化。健康受试者的局部肺功能较哮喘患者更均匀，支气管扩张剂给药后哮喘患者的时空通气分布改善，特别是对于部分受试者在舒张剂给药前后常规肺功能参数无显著变化，但 EIT 参数有明显变化，提示支气管扩张剂引起的小区域变化可以被 EIT 识别，而这些在常规肺功能检查中会被忽略，体现了 EIT 更为敏感。在对慢性阻塞性肺疾病患者的舒张试验中发现，平静呼吸过程中也能发现显著的支气管扩张后反应，显示 EIT 可能会增加可逆性测试中获得的诊断和预后信息。此外，还有研究通过 EIT 生成的流量—容积曲线观察到哮喘患者流量—容积曲线的典型凹形，并在应用舒张剂后有改善，证明了 EIT 用于哮喘图形诊断的可行性；同时 EIT 监测还为支气管扩张剂治疗的个体化给药和时间安排提供有意义的指导，并可以客观评估支气管扩张剂或其他呼吸疗法的效果，从而有助于优化治疗。另一个可能的应用是评价对药物的依从性，甚至可应用于吸入装置的使用培训，因为 EIT 可以识别支气管扩张剂的局部影响，这些应用领域均需要在将来的研究中进一步验证。

（三）对稳定期气道慢病的评估

慢性气道疾病的主要病理生理改变是由于小气道狭窄和肺实质破坏导致的气道管腔面积减少、肺弹性回缩力降低等因素造成的持续性气流受限。肺功能检查是明确这一现象存在及严重程度分级的主要手段，但目前肺功能检查只能获得患者整体状态的数据，对于这类异质性极大的疾病显然是不够全面的；而 CT 检查可以在形态学方面反映患者的病灶分布（如肺气肿、肺大疱等），从而推测患者功能方面的改变，但无法直接反映功能学状态。EIT 技术可以通过阻抗—时间曲线分区域计算出如 RVD 等反映肺泡气道陷闭的指标，这时如果同步与肺功能检查结合，可以将阻抗值具体标化，加之流速是容量对时间的导数，由阻抗变化数据可以进一步获得区域性流速-容量环，计算在不同肺区域的流速受限程度以及 FEV_1/FVC，甚至可以观察到这些患者对治疗的区域性反应，这为此类患者的诊断和治疗调整提供了新的方法。研究显示，EIT 衍生的空间和时间肺功能异质性测量能够区分慢性阻塞性肺疾病患者和健康受试者，确定区域肺功能的病理和年龄相关的空间和时间异质性。EIT 在慢性阻塞性肺疾病患者中获得的空间和时间通气异质性的重复性好，并且在潮气呼吸时就能够检测到与用力肺活量操作时类似的关于通气异质性的信息，认为 EIT 这种在不需要患者做强制用力呼吸配合的情况下评估区域肺功能的能力将是未来在慢性阻塞性肺疾病患者中使用 EIT 的关键特征。虽然目前有不少关于 EIT 在慢性呼吸系统疾病中的应用，但是 EIT 监测诊断、治疗监测、预后和临床结果评估中的作用仍有待建立。随着呼吸慢病对公共卫生的负担日益加重，这一新颖的有潜力的研究领域在将来会有更多有益的发现。

四、EIT 应用的局限性

目前，EIT 在临床肺功能检查领域的应用仍在起步阶段，国内外尚缺乏相关的共识和标准，供临床使用的操作规范和正常参考值范围尚未建立。EIT 获得的阻抗数据是相对阻抗，只有通过肺功能仪或呼吸机的容量校正才可以明确容量变化的绝对值，对肺功能的评估仅限于通气功能，对具体病因诊断也缺乏特异性。另外，EIT 重建后的图像和传统的 X 线、CT 获得的结构性成像区别较大，这些都影响了临床医生对 EIT 数据的认知和解读。将来在标准化测量大量的受试者后，开发出稳定的 EIT 肺功能参数，并根据人口统计学参数建立相关参数的预测值将极大地推动 EIT 在肺功能检测中的应用。

总之，EIT 是一项新型的功能影像技术，也是一项有潜力的临床肺功能评估技术。目前，EIT 与不同的肺功能检查模块结合能帮助医生更全面地了解患者肺功能情况。将来，EIT 技术有望成为一项独立的评估技术应用于肺功能检查领域，同时其还具有成为可穿戴设备的潜力；也可能用于远程监测，帮助患者减少门诊就诊频率，并更早地发现疾病恶化。如何利用这些 EIT 独有的参数指导临床实践是未来的一项重要的研究方向，仍需要大量的临床实践积累经验归纳总结。EIT 所带来的革命性的信息会使对呼吸系统的认识更加深入，可能为肺功能检测领域带来革命性的创新。

第六节　EIT 与呼吸康复

一、概述

呼吸康复是以患者健康状态的综合评估为基础，以预防各种可能导致和（或）加重呼吸系统症状的诱因，或以改善呼吸系统症状为目标所确定的各种个体化非药物综合管理措施。但在实施呼吸康复过程中，缺少可实时观察肺通气功能的设备和手段，同时缺少可直接指导临床医务工作人员进行精准评估和治疗的方法。EIT 作为一种全新的医学成像技术，能够实时监测肺部通气状况，在呼吸系统疾病，尤其在重症患者呼吸康复管理方面应用广泛。

二、原理

胸部 EIT 可通过直观图像形式显示肺内通气分布变化，实时动态监测患者重力/非重力依赖区通气变化情况，以达到评估的目的；还可以通过"弹丸"式注射高电导率的造影剂（高渗盐水）引起胸腔电阻抗变化反映区域肺灌注情况，得到通气 - 血流匹配的状况。随着重症康复发展和受认可度的提高，胸部 EIT 适当地结合康复治疗方法可以更好地解决目前的问题，为呼吸康复提供新的治疗思路。

1. 安全筛查，通过胸部 EIT 图像分析可以快速识别患者是否发生气胸、肺栓塞、肺出血等急症，提示是否有呼吸康复禁忌证发生，有效保障医疗安全。（详见本章第四节）

2. 治疗策略指导及效果评估气道廓清技术实施过程中，可以通过胸部 EIT 图像观察通气缺失部分，提示大面积肺实变 / 肺不张等，进行体位引流的指导，也可通过治疗前、后的通气变化客观评估气道廓清的疗效。

3. 体位管理，胸部 EIT 可以监测重症患者不同体位下通气情况的变化，从而指导临床医务工作人员制订个体化治疗性体位管理，更好地解决患者早期活动问题。

4. 呼吸反馈训练及效果评估，可以利用胸部 EIT 实时动态的图像变化进行训练反馈，使患者可以更好地配合；同时可通过胸部 EIT 结果对比快速指导临床医务工作人员评估呼吸训练效果。

三、临床应用

（一）安全性筛查

康复治疗前应把握康复介入及暂停时机进行循环、呼吸、神经及其他系统等一系列安全性的评估，同时在实施康复过程中观察患者意识状态、血流动力学、生命体征等是否发生剧烈波动也是十分重要的。另外，需要排除是否存在其他可能影响患者安全的疾病，如气胸、肺出血、肺栓塞等。（详见第四章）

对于急症的发生，临床目前常用方法大多无法在床旁进行快速精准诊断，CT 等手段耗时久且局限性较多；而 EIT 可以及时发现通气区域缺失，辅助诊断是否发生气胸。通过快速测量，即时得到全肺灌注情况，判断肺出血、肺栓塞的发生。

（二）在气道廓清训练中的应用

气道分泌物的管理是呼吸系统疾病、神经肌肉疾病和接受胸部或腹部手术的患者恢复期需要解决的主要问题之一，也会导致脱机困难、呼吸/运动训练受限等。胸部物理治疗（chest physical therapy，CPT）有助于降低呼吸机相关性肺炎（ventilator-associated pneumonia，VAP）与肺部感染发生率。但是在实施过程中，只能根据听诊或 CT 等影像学资料提示重点操作区域，不仅烦琐而且定位困难，不能针对性地实施气道廓清治疗。

在分泌物较多的机械通气患者中，胸部 EIT 图像可动态观察通气缺失部分，提示大面积肺实变 / 肺不张等，进行体位引流的指导。研究发现，在高频胸壁震荡治疗后，通过对比胸部电阻抗断层成像技术图像可观察到患者 ΔEELI 显著增加，提示气道廓清技术可改善功能残气量。在应用高频胸壁振荡 3 h 后，胸部电阻抗断层成像技术图像观察到通气改善区域逐渐减少，因此建议每 4 小时重复 1 次治疗。胸部 EIT 图像技术可用于辅助指导气道廓清技术的实施，也可通过治疗前、后的通气变化客观评估气道廓清的疗效（图 3-28）。

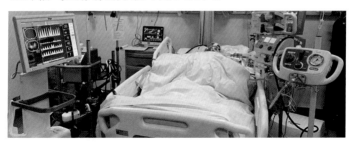

图 3-28　在气道廓清训练中的应用

（三）在体位管理中的应用

根据早期重症康复的研究结果，康复治疗中不同体位的转移，如仰卧位、坐位、站立位训练中，体位改变时由于胸 / 腹腔压力的变化，膈肌的下降幅度增大，肺容积随之增大，从而改善通气情况。其中坐位及站立位训练效果明显优于仰卧位，但是在体位转移中无法实时动态观测患者潮气量变化情况，故无法对患者进行精确体位管理，提供更加恰当的康复方案。

近年来，应用胸部 EIT 指导重症患者体位训练的研究逐步增多，通过胸部 EIT 监测发现，随着体位的改变，通气和灌注的分布同时发生变化。胸部 EIT 可以为患者体位训练提供实时监测。研究发现，通过胸部 EIT 监测患者从仰卧位转换到坐位后通气情况，ROI4 趋势显着增加，GI 显著降低，COV 显著升高，说明从仰卧位转换到坐位后可以增加患者背侧区域的通气情况，并改善部分患者的氧合。胸部 EIT 可以在床边实时指导体位训练，并评估治疗效果（图 3-29）。

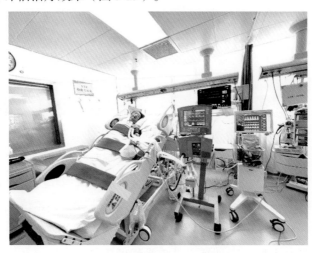

图 3-29 EIT 在体位管理中的应用（一）

也有部分研究表明，胸部 EIT 在仰卧位的情况下灌注和通气往往分布更均匀，实际上是因为重力的原因导致背部皮肤电极电阻降低，这会导致 EELI 发生变化，但不会导致肺容量发生变化（图 3-30）。

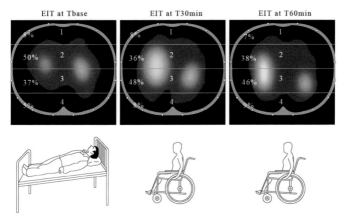

图 3-30　EIT 在体位管理中的应用（二）

（四）EIT 在呼吸训练中的应用

呼吸训练常用于慢性呼吸系统疾病、重症呼吸衰竭稳定期 / 恢复期、外科围手术期等患者。系统的呼吸训练是呼吸康复的核心环节之一，通过呼吸训练有助于建立正确呼吸模式，增加膈肌活动度，提高肺泡通气量，减少能量消耗，增强呼吸功能。但目前临床常用的评估及治疗手段无法对患者训练完成情况进行量化评估；且由于各类人群对于训练方式接受程度不同，可供选择的训练方法也有一定局限性。

呼吸努力过强可能会导致自发性肺损伤（patient self-inflicted lung injury，P-SILI）和膈肌损伤。临床中可以通过 P0.1、ΔPes、跨肺压等进行监测，而胸部电阻抗断层成像技术可以通过监测钟摆呼吸现象的发生更加直观地判断患者是否发生呼吸努力。

研究表明，患者通过胸部 EIT 屏幕实时监测肺部通气变化情况，在抗阻吸气时观测到潮气量变化，可以通过视觉反馈鼓励患者更努力地吸气，更好地配合训练。治疗师也可通过胸部 EIT 图像确定患者单次抗阻吸气时的做功，较好地指导患者进行呼吸肌训练，并可用于评价训练效果。

研究表明，尽管在机械通气期间使用了个体化 PEEP 滴定和肺复张，但停用镇静肌松药物后早期 EELV 较低表明发生肺不张和拔管失败的风险相应增加。因此，胸部 EIT 监测有助于早期识别 EELV 降低的患者，防止由于各种原因导致呼吸肌力量不足，从而发生困难脱机的情况；而拔管后无创通气和早期活动（如肥胖患者）的患者也可能通过及时动态的监测和训练改善拔管成功率。

四、EIT 在呼吸康复中应用的局限性

由于胸部电阻抗断层成像技术电极分布位置单一，因此 EIT 仅能采集电极缚带周围的部分，而缺乏关于其余肺区的情况。在监测过程中，胸带随着皮肤的运动向

上或向下移动，从而对结果造成一定程度的影响。即使电极缚带没有断开或重新标定在同一位置，由于其他操作的执行，都可能会导致分析区域或者信号质量的变化，从而影响分析结果。对于胸外科术后或胸部皮肤有创口等情况，电极缚带的使用也会面临挑战，所以未来对于EIT 监测方式的创新性研究也是值得期待的。

第七节　小结

本章明确了胸部电阻抗断层成像技术的应用范围，并详细介绍了其操作流程。在掌握基本操作后，目前在通气和灌注方面的应用及研究已日臻成熟。随着胸部 EIT 在肺功能、呼吸康复等方面的研究逐渐深入，其值得不断探索。随着临床应用的推广，胸部 EIT 能够为机械通气及慢性呼吸系统疾病的患者的评估及康复提供更多可能，而这也需要更多的临床试验证明其价值，并最终推动这项技术的广泛应用及发展。

第四章

胸部 EIT 在不同疾病中的应用

第一节　EIT 在 ARDS 中的应用

一、概述

（一）定义

急性呼吸窘迫综合征（acute respiratory distress syndrome，ARDS）是一种急性、弥漫性、炎性肺损伤，由肺炎、非肺部感染、创伤、输血、烧伤、误吸或休克等危险因素诱发。由此造成的损伤导致肺血管和上皮通透性增加，肺水肿和重力依赖性肺不张，进而导致通气肺组织的减少。其临床特征为动脉低氧血症和弥漫性影像学阴影，伴分流增加、肺泡死腔增加和肺顺应性降低，临床表现受临床管理（体位，镇静、肌松和体液平衡）的影响。其组织学表现各不相同，可能包括肺泡水肿、炎症、透明膜形成和肺泡出血。

（二）诊断

1.适用于所有 ARDS 类别的标准

危险因素和肺水肿来源：由急性危险因素引发，如肺炎、非肺部感染、创伤、输血、误吸或休克。肺水肿不能完全用心源性肺水肿/液体超负荷解释，低氧血症/气体交换异常也不能完全用肺不张解释。但如果存在ARDS 的易感因素，则可以在存在这些条件的情况下诊断 ARDS。

时机：存在危险因素或出现新的或原有呼吸道症状加重的 1 周内，低氧性呼吸衰竭急性发作或恶化。

影像学表现：胸片和 CT 提示双侧浸润影，或超声提示双侧 B 线和（或）实变，不能完全用积液、肺不张或结节/肿块解释。

2. 适用于特定 ARDS 类别的标准

（1）非插管 ARDS：$PaO_2/FiO_2 \leqslant 300$ mmHg（1 mmHg =0.133 kPa）或 $SpO_2/FiO_2 \leqslant 315$（如果 $SpO_2 \leqslant 97\%$），使用经鼻高流量氧疗时氧流量 $\geqslant 30$ L/min 或 NIV/CPAP 呼气压力 5 cmH_2O。

（2）插管 ARDS：$200 < PaO_2/FiO_2 \leqslant 300$ 或 $235 \leqslant SpO_2/FiO_2 \leqslant 315$（如果 $SpO_2 \leqslant 97\%$）为轻度；$100 < PaO_2/FiO_2 \leqslant 200$ 或 $148 < SpO_2/FiO_2 \leqslant 235$（如果 $SpO_2 \leqslant 97\%$）为中度；$PaO_2/FiO_2 \leqslant 100$ 或 $SpO_2/FiO2 \leqslant 148$（如果 $SpO_2 \leqslant 97\%$）为重度。

（3）资源有限环境下的 ARDS：$SpO_2/FiO_2 \leqslant 315$（如果 $SpO_2 \leqslant 97\%$）。在资源有限的情况下，诊断不需要呼气末正压或最小氧流量。

（三）病理生理学机制

ARDS 肺部的典型病理表现（图 4-1）是弥漫性肺泡损伤，肺炎性反应导致肺血管内皮和肺泡上皮损伤，造成肺间质肺泡水肿、表面活性物质减少或消失，加重肺水肿和肺不张，从而引起肺内分流增加和通气／血流比例失调，导致顽固性低氧血症。

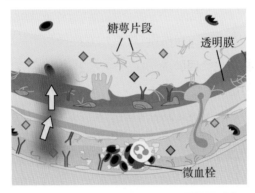

图 4-1　ARDS 患者病理生理学机制

注：严重水肿形成，严重破坏紧密连接，上皮坏死，透明膜形成，钠和氯离子转运缺失，糖基化学物质剥落，化学因子和黏附分子增加，气道内出现红细胞

1. 肺部炎性反应：炎性细胞产生多种炎性介质和细胞因子，导致大量中性粒细胞在肺内聚集、激活，释放氧自由基、蛋白酶和炎性介质，引起靶细胞损害，导致肺毛细血管内皮细胞和肺泡上皮细胞损伤，肺微血管通透性增高和微血栓形成，形成非心源性肺水肿，透明膜

形成以及肺间质纤维化。

2.肺泡内皮屏障损伤：内皮激活、失调导致内皮细胞损伤、内皮细胞之间出现缝隙，促进水肿的形成；内皮损伤导致内皮表面抗凝分子受体脱落，促凝分子表达上调，促进微血管血栓的形成。

3.肺泡上皮屏障的损伤：肺泡上皮屏障受损导致上皮细胞凋亡或坏死，上皮通透性增加，会导致肺水肿；Ⅱ型上皮细胞受损可能会影响表面活性物质的产生，表面活性物质也会因肺水肿而失效，造成肺泡的萎陷。

4.肺泡 - 毛细血管屏障损伤的生理后果（表 4-1）

表 4-1　ARDS 的细胞和分子机制导致特征性生理和临床结果

	生理表现	临床表现
肺泡毛细血管屏障损伤伴间质和肺泡水肿形成	肺顺应性降低	增加呼吸功
弥漫性肺泡充盈	通气灌注不匹配和分流	严重低氧血症伴弥漫性双肺磨玻璃影
表面活性物质失活和产量下降	呼气末肺泡塌陷	对呼气末正压的良好反应
血小板和内皮激活与肺微血管血栓形成及肺血管床阻塞或破坏	增加死腔通气和肺动脉高压	高分钟通气量，高碳酸血症，右心衰竭
肺炎症介质渗漏入体循环系统	全身炎性反应综合征	多脏器功能障碍

二、ARDS 呼吸支持策略

（一）经鼻高流量氧疗（high-flow nasal cannula oxygen，HFNO）

其是一种能够提供加温、加湿氧气的治疗方式，具有稳定氧浓度、减少解剖死腔和提供一定 PEEP 的优点。对于非气管插管患者，2023 年新定义明确了将 HFNO 用于肺损伤较轻的 ARDS 患者，以帮助早期诊断和治疗。

（二）无创通气（non-invasive ventilation，NIV）/持续气道正压通气（continuous positive airway pressure，CPAP）

其是用于非心源性肺水肿、肥胖或 COPD 急性加重引起的 ARDS 患者的治疗手段，但过度依赖 NIV/CPAP 可能会延误插管并增加死亡风险。对于 COVID-19 患者，指南建议在降低插管风险方面优先使用 CPAP/NIV，但对其是否能降低死亡率尚无定论。

（三）有创机械通气

1. 潮气量：目前建议对于 ARDS 患者实施肺保护性机械通气策略，即将潮气量限制在 4 ~ 8 mL/kg 预测体重，并维持气道平台压 < 30 cmH$_2$O。

2. 呼气末正压（positive end-expiratory pressure，PEEP）：由于肺水肿及重力作用影响，ARDS 患者肺部塌陷的部位主要位于重力依赖区，容易出现局部肺泡塌陷和小气道闭合，由此产生的人机异步通气、肺泡顺应性差异和气道扩张区域差异容易导致呼吸机相关性肺损伤（ventilator-induced lung injury，VILI）。PEEP 可以促进充分氧合并维持肺复张，减弱人机异步通气。因此，建议 ARDS 患者进行个体化 PEEP 滴定。

3. 肺复张（recruitment maneuver，RM）：RM 是暂时增加气道压和跨肺压使其高于其潮气通气期间状态，可以均匀扩张肺泡并改善气体交换。进行高压 RM 的先决条件是肺泡由于外部压力压缩或者完全气体重吸收导致肺泡塌陷，但是其他方面正常，否则会导致诸如气压伤、静脉回流减少、肺血管阻力增加、右心室衰竭等一系列并发症。目前不建议使用长时高 RM（定义：气道压力 ≥ 35 cmH_2O，时间 ≥ 1 min），以降低 ARDS 患者病死率；不建议常规使用短时高压 RM（定义：气道压力 ≥ 35 cmH_2O，时间 < 1 min），以降低 ARDS 患者病死率。

4. 神经肌肉阻滞剂（neuromuscular blocking agents，NMBA）：NMBA 可以减少机械通气时患者所作呼吸功，并减少人机不同步。但是长期使用 NMBA 可导致神经肌肉无力，并且深度镇静可能导致不良事件。

（四）体外生命支持

体外膜肺氧合（extra corporeal membrane oxygenation，ECMO）可用于严重 ARDS 的治疗，但 ECMO 治疗后可能面临严重、长期的残疾和生存质量下降的风险。因此，在选择 ECMO 治疗时，需要仔细权衡风险和利益。

（五）俯卧位通气（prone positioning）

建议中重度 ARDS 患者（$PaO_2/FiO_2 < 150$ mmHg 和 $PEEP \geqslant 5$ cmH_2O）使用俯卧位通气，以降低 ARDS 患者病死率；在气管插管后早期接受有创通气的 ARDS 患者，在稳定期后(使用小潮气量并调整 PEEP，保持 $PaO_2/FiO_2 <$ 150 mmHg）开始长时（连续 $\geqslant 16$ h）俯卧位，以降低 ARDS 患者病死率；对于无气管插管的新冠病毒感染所致急性低氧性呼吸衰竭患者，使用俯卧位而非仰卧位，以减少气管插管风险。

三、EIT 在 ARDS 中的应用

（一）肺可复张性评估

肺复张的生理作用是使塌陷的肺泡复张，增加呼气末肺容积，从而改善肺的顺应性，降低肺内分流，进而改善氧合状态。对于 ARDS 患者而言，肺的可复张性差异极大，对于高可复张性患者，积极的肺泡复张能改善塌陷，改善肺内分流；而对于低可复张性患者，强行肺复张反而加重肺泡过度膨胀，导致胸腔内压力升高，进而导致循环功能恶化，进一步加重通气血流比例失调，产生不利结局。因此，要了解肺可复张性，以达到个体化精准治疗；同时避免盲目进行操作造成肺损伤和循环

抑制。在实施肺复张时，应明确其适应证和禁忌证，如果患者肺损伤严重，可能出现气压伤，不建议做肺复张。肺的可复张性评估至关重要。目前，临床中进行肺可复张性评估的方法有影像学评估（CT、胸片、肺部超声、EIT 等）、呼吸力学评估［肺容积测定、P-V 曲线、呼吸系统顺应性测定、复张 – 膨胀比（R/I）］和临床氧合指标等。

1. 背侧区通气占比：肺复张后，背侧塌陷肺泡打开，通气中心从非重力依赖区向重力依赖区移动，背侧区的通气占全部通气的比例增加，存在可复张性，通过复张前后背侧 ROI4 的通气占比改善提示肺的可复张性较高（图 4-2）。

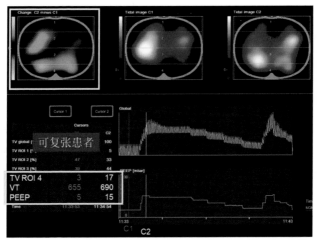

图 4-2　肺复张前后背侧区通气改善

2. 呼气末肺阻抗变化值：当肺存在可复张性时，背侧重力依赖区通气明显增加，呼气末肺容积重新分布。胸部 EIT 可以直接观察肺复张过程中呼气末肺容积指数（end-expiratory lung index，EELI）的变化，因其与呼吸末肺容积（end expiratory lung volume，EELV）呈正相关，复张前后患者呼气末肺阻抗变化值 > 10% 提示肺的可复张性较高（图 4-3）。

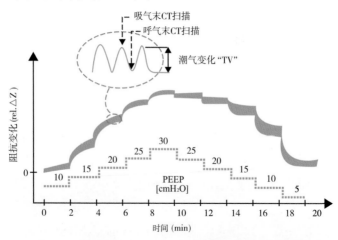

图 4-3　呼气末肺阻抗变化值 > 10% 提示肺的可复张性较高

进行肺的可复张性评估的方法有很多，其中 CT 法是金标准，但 CT、胸片等方式具有放射性元素，且成本较高；呼吸力学评估方式相对准确，但部分方法需要特殊设备、耗材及软件算法，临床实用性偏差；临床氧合指标相对简便，但属于有创操作，对患者损伤较大。近年来的新技术肺部超声和 EIT 具有无创、实时显示、操作便捷等特点，但超声定性定量诊断依赖操作者的业务水平，对于胸部有外伤的患者，EIT 的监测会受到一定的干扰。各种方式均有利弊，根据患者及临床情况进行选择即可。

（二）PEEP 滴定

对于 ARDS 患者而言，选择最合适 PEEP 水平有利于开放萎陷的肺泡和预防相对正常 / 已开放的陷闭肺区过度膨胀。临床中常用的 PEEP 滴定方法有 PEEP-FiO_2 表格法、平台压法、最佳氧合法、最佳顺应性法、P-V 曲线法、最小死腔法、应力指数法、食管压法等，一部分需要应用到特殊耗材，如食管压法、最小死腔法等。近年来也出现了一些创新方法，如肺部超声法和电阻抗断层成像技术。EIT 进行 PEEP 滴定的常用方式有全局不均一指数、基于区域顺应性的过度膨胀和塌陷法、呼气末肺电阻抗法、通气延迟法，其中前两种用于 ARDS 患者的 PEEP 滴定，后两者适用于 COPD 患者的 PEEP 滴定。

1. 全局不均一指数（global inhomogeneity index，GI 指数）：其是根据像素值差异计算的表示通气分布均匀指标。GI 值越小，说明肺通气越均匀。最佳 PEEP 应具有最小 GI 值（图 4-4）。

2. 过度膨胀和塌陷法（overdistension and collapse，OD/CL）：通过 EIT 能计算出不同 PEEP 水平的塌陷率和过度膨胀率，根据塌陷与过度膨胀率选择"最佳

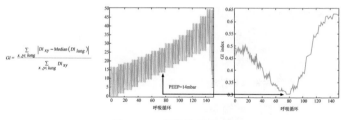

图 4-4　GI 指数滴定 PEEP

PEEP"的方法在不同文献中有所不同，可选择满足塌陷率 ≤ 10% 或 ≤ 15% 条件下，过度膨胀率最低的 PEEP 水平；或选择过度膨胀率 ≤ 10%；或选择塌陷与过度膨胀曲线交点对应的 PEEP 作为两者的权衡。两种或多种 EIT 参数的综合应用或有助于提供更全面的通气评估，更好地指导"最佳 PEEP"的设定，如 OD/CL 法和 GI 作为 PEEP 滴定的共同参考指标。需要指出的是，OD/CL 法中的肺塌陷 / 过度膨胀是基于区域顺应性变化的相对值，受到最高或最低 PEEP 水平的影响，如最高 PEEP 过低，无法达到充分的肺复张，会低估塌陷率；同理，最低 PEEP 水平过高，可低估过度膨胀率（图 4-5）。

　　各种方式均有利弊，根据患者及临床情况进行选择即可。胸部 EIT 提供了肺区域性呼吸力学相关信息，理论上较传统的整体呼吸力学参数更好地实现了个体化 PEEP 设置，有利于肺保护。基于 EIT 的 PEEP 滴定方法有助于改善氧合、提高呼吸系统顺应性、降低驱动压以及促进器官功能恢复。

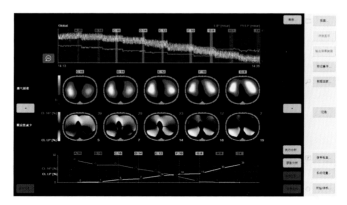

图 4-5 过度膨胀和塌陷滴定 PEEP

（三）俯卧位通气效果评估

俯卧位通气（prone position ventilation，PPV）是治疗中 - 重度 ARDS 的有效手段。PPV 可促进重力依赖区塌陷肺组织复张，改善全肺通气均一性，从而减少 VILI，降低患者病死率。俯卧位通气是临床中常用的改善 ARDS 患者氧合的方法，并可以改善预后。目前，临床评价 PPV 疗效多是通过观察转换体位后的血气水平是否改善，但这些指标似乎与患者的预后无显著相关性。因此，如何评价 PPV 疗效及筛选 PPV 的最佳获益人群目前仍然存在争议。

1. EIT 监测也证实肺部病变集中于重力依赖区的患者行 PPV 治疗获益最大，从而帮助临床医师更好地早期识别 PPV 获益人群。

2. 俯卧位后，胸部背侧的通气增加，腹侧死腔减少，死腔／分流比显著下降，显示通气灌注匹配改善。通气灌注匹配区域随俯卧位持续时间延长而显著增加，分流率则显著下降，表明延长俯卧位通气可以改善通气－灌注匹配和氧合，EIT 通过监测 ROI4 及通气血流灌注匹配可判断俯卧位通气疗效。

3. 另外，EIT 也可作为中止 PPV 的评价方法。如果 PPV 过程中通气分布恢复正常，甚至出现非重力依赖区通气严重减少，应考虑中止 PPV 通气治疗。

（四）其他

1. 通气异常征象识别：重症患者在机械通气时可能会出现一些特殊征象，比如摆动呼吸（Pendelluft），这是由于患者肺部病变分布不均，不同区域肺组织的时间常数不一，导致在呼吸过程中肺内气体再流动。Pendelluft 会加重患者的 VILI，但呼吸机监测的波形难以捕捉这种异常征象，导致在临床中识别 Pendelluft 非常困难。通过 EIT 技术实时计算整体和区域肺组织的阻抗—时间曲线间的时间差与幅度差，可以定性、定量地评估 Pendelluft 征象，并且不需要中断患者自主呼吸，不需要人为划分区域，空间分辨率较高。

2. 撤机预测：利用 EIT 监测患者自主呼吸试验（sponta-neous breathing trail，SBT）过程中肺通气状态的变化。SBT 过程中如果随着通气支持水平降低，背侧通气分布比例升高的患者撤机成功率明显较高。SBT 过程中 EELI 明显下降预测患者撤机失败，EIT 监测 SBT 过程中的 Pendelluft 征象也可作为撤机失败的预测指标。

四、小结

EIT 由于其独特优点，目前已经是重症患者床旁肺通气监测的一把"利器"，近年来也获得我国重症医学界的关注。但目前其仍面临许多挑战，比如 EIT 机器及技术的普及率仍然较低，关于 EIT 参数解读标准和检查报告制度尚未达成统一，在线分析软件仍有不断改善的空间。随着对重症患者病理生理和 EIT 技术原理认识的不断加深，需要持续与工程技术人员沟通，结合临床需求不断优化算法和软件。同时，也需要组织大样本量的前瞻性临床研究，为 EIT 肺通气实时评估在重症患者中的应用提供更坚实的证据。

第二节　EIT 在 COPD 中的应用

一、概述

（一）定义

慢性阻塞性肺疾病（chronic obstructive pulmonary disease，COPD）是一种异质性肺部状态，其特征是慢性呼吸系统症状（呼吸困难、咳嗽、咳痰），发病原因与气道异常（支气管炎、细支气管炎）和（或）肺泡相关，通常表现为持续性、进行性加重的气流阻塞。

（二）诊断

依据呼吸困难、慢性咳嗽或咳痰、反复下呼吸道感染史和（或）有疾病危险因素暴露史，并排除可引起类似症状和持续气流受限的其他疾病，但用力肺活量异常的患者均应考虑 COPD，且吸入支气管舒张剂后肺功能检查发现 $FEV_1/FVC < 70\%$。

（三）病理生理学机制

1. 病理学：COPD 特征性的病理学改变存在于气道、肺实质和肺血管，在中央气道表现为炎症细胞浸润、上皮损伤，黏液分泌腺增大和杯状细胞增多，使气道黏液分泌增加，阻塞气道管腔，引起气道阻塞及气道壁结构重塑；外周小气道（内径 < 2 mm）出现阻塞和结构改变，小气道周围的肺泡间隔破坏，维持小气道开放的力量减弱。

2. 病理生理学：COPD 主要病理生理学改变包括气流受限、气体陷闭和气体交换异常（图 4-6），可伴有黏液高分泌、纤毛运动功能障碍、全身的不良效应等，严重者可合并肺动脉高压、慢性肺源性心脏病和呼吸衰竭。

（1）气流受限及气体陷闭：进行性发展的不可逆的气流受限为 COPD 病理生理的核心特征，表现为 FEV_1/FVC 及 FEV_1 的降低，与小气道阻力增加和肺泡弹性回缩力下降有关。

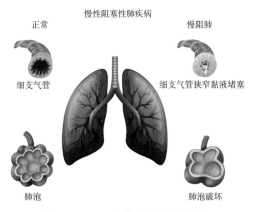

图 4-6　COPD 患者病理生理学机制

注：COPD 患者气道阻塞、气管壁结构重塑，小气道周围的肺泡间隔破坏，维持小气道开放力量减弱，气流受限使呼气时气体陷闭于肺内

（2）气体交换异常：COPD 的气体交换异常存在多种机制。气流受限致肺过度充气和肺容量增加，降低吸气肌肉力量；气道阻力增加导致呼吸负荷增加；呼吸负荷与肌肉力量之间的失衡，通气驱动力的减弱，使肺泡通气量明显下降；肺毛细血管床破坏使通气/血流比率失调，气体交换进一步恶化。

（3）黏液高分泌和纤毛功能失调：有害物质刺激杯状细胞数量增加，黏膜下腺体增大，进而出现黏液高分泌；吸烟可使柱状上皮细胞鳞状化生，纤毛变短不规则，引起纤毛运动障碍。但并非所有的 COPD 患者都有黏液高分泌，黏液高分泌也不一定伴随气流受限。

（4）肺动脉高压：随着 COPD 的进展，慢性缺氧导致肺小动脉缺氧性收缩，内皮细胞功能障碍以及平滑肌肥大、增殖，共同参与了缺氧性肺动脉高压的发生、发展，进而出现慢性肺源性心脏病和右心衰竭，提示预后不良。

二、COPD 呼吸支持策略

（一）稳定期

1. 氧疗：一般鼻导管吸氧，流量 1.0 ~ 2.0 L/min，建议全天吸氧时间＞15 h/d。目的是使患者在静息状态下，达到 $PaO_2 \geqslant 60$ mmHg 和（或）使 SaO_2 达到 90%。

（1）适应证：① $PaO_2 \leqslant 55$ mmHg，或 $SaO_2 \leqslant 88\%$，伴或不伴有 3 周发生 2 次高碳酸血症的情况。② PaO_2 为 55 ~ 60 mmHg，患者出现肺动脉高压，外周水肿（有充血性心力衰竭迹象），或红细胞增多症（红细胞压积＞55%）。

（2）注意事项：开始长期氧疗后，应在 60 ~ 90 d 内对患者的氧疗效果进行重新评估，以判断氧疗是否有效以及是否需要继续治疗。患者可从运动训练中获益，并不需要补充氧气以纠正 SaO_2 降低。因此，患者在休息时 SaO_2 正常，但在运动过程中出现 SaO_2 下降，可以在没有补充氧气的地方提供运动训练计划，便于在社区开展肺康复计划。

2. 家庭无创通气：采用降低二氧化碳水平（如 $PaCO_2$

降低基础水平的 20%，或者 $PaCO_2$ 降低至 48 mmHg）的参数设置标准，或采用"高压力支持"通气策略。

（1）适应证：严重二氧化碳潴留（$PaCO_2 \geq$ 52 mmHg，pH > 7.30）的重度或极重度 COPD 患者及合并阻塞性睡眠通气障碍的患者。

（2）目标潮气量设定：普通算法为（8 ~ 10）mL × kg（理想体重）；根据病理调整理想体重，如男性为 50.0 + 0.905 × ［（身高 cm）–152.4］kg，女性为 45.5 + 0.905 × ［（身高 cm）–152.4］kg。

（3）吸气压设定：最低值为维持患者通气应接受的最低水平，应该比呼气压至少高 4 cmH_2O；最大值为患者在深度睡眠时维持通气所需的最高压力，还要考虑患者的病理、通气耐受性以及面罩密封等因素。

（4）呼气压：根据患者的基础疾病确定最佳的呼气压力水平（具体方法详见第三章第三节）。

（5）压力上升时间：根据疾病严重程度和患者舒适度选择。

（二）急性加重期

1. 控制性氧疗：氧流量调节改善患者的低氧血症，保证 SpO_2 88% ~ 92% 为目标；及时进行动脉血气分析，以确定氧合满意且未引起二氧化碳潴留和（或）呼吸性酸中毒进一步加重。若氧疗后患者 SpO_2 未能上升至目标范围，应当积极寻找原因并进行相应处理。

2. 经鼻高流量湿化氧疗：是一种通过鼻塞持续为患者提供相对恒定吸氧浓度（21% ~ 100%）、温度（31 ~ 37℃）和湿度的高流量（8 ~ 80 L/min）吸入气体的治疗方式。流速初始设置为 50 ~ 60 L/min。FiO_2 以 SpO_2 88% ~ 92% 为目标设置，并根据患者呼吸频率、SpO_2、血气分析及舒适度进行动态调节。

（1）适应证：主要应用于合并轻度呼吸衰竭的患者。

（2）禁忌证：包括心跳呼吸骤停，需紧急气管插管有创机械通气；自主呼吸微弱、昏迷；严重的氧合功能异常（$PaO_2/FiO_2 < 100$ mmHg）；中重度呼吸性酸中毒高碳酸血症（$pH < 7.30$，$PaCO_2 \geqslant 45$ mmHg）。

3. 无创机械通气：压力应从低水平逐渐升高，其具体压力设置应该参考患者耐受程度、治疗后 CO_2 分压下降情况、患者的呼吸努力和人机同步性等。

（1）适应证：①呼吸性酸中毒（动脉血 $pH \leqslant 7.35$ 和 $PaCO_2 \geqslant 45$ mmHg）；②严重呼吸困难且具有呼吸肌疲劳和（或）呼吸功增加的临床征象，如使用辅助呼吸肌、胸腹部矛盾运动或肋间隙凹陷；③常规氧疗或 HFNC 治疗不能纠正的低氧血症。

（2）相对禁忌证：①呼吸抑制或停止；②心血管系统功能不稳定（低血压、心律失常和心肌梗死）；③嗜睡、意识障碍或患者不配合；④易发生误吸（吞咽反射异常、严重上消化道出血）；⑤痰液黏稠或有大量气道分泌物；

⑥近期面部或胃食管手术；⑦头面部外伤；⑧固有的鼻咽部异常；⑨极度肥胖（BMI > 40kg/m²）；⑩严重的胃肠胀气。

4.有创机械通气：由于 COPD 患者广泛存在 PEEPi，导致吸气功耗增加和人机不协调，因此，可常规加用适度的外源性 PEEP，压力一般不超过 PEEPi 的 80%。推荐小潮气量（6 ~ 8 mL/kg），降低呼吸频率和增加吸气流量可延长呼气时间。监测驱动压在 8 ~ 12 cmH$_2$O 时对于 COPD 患者相对安全。COPD 患者可能存在撤机困难，有创与无创序贯性机械通气策略有助于早日撤机。

应用指征：①不能耐受无创通气，或无创通气失败或使用无创通气的禁忌证；②呼吸或心跳骤停；③意识状态下降、普通镇静药物无法控制的躁动；④明显的误吸或反复呕吐；⑤持续性气道分泌物排除困难；⑥严重的室性心律失常；⑦严重的血流动力学不稳定，补液和血管活性药物均无效；⑧危及生命的低氧血症，且患者不能耐受无创通气。

三、EIT 在 COPD 中的应用

COPD 患者小气道阻塞和肺气肿导致气道阻力增加及弹性回缩力减小，从而导致气流受限，气道在呼气末保持开放的能力受限。呼气末气道塌陷可导致肺泡回缩障碍、弹性日益减退、呼气末肺容积增加、动态恶性充

气及内源性 PEEPi。由于阻塞的程度不同,PEEPi 并非均匀地分布在整个肺中,而是与各肺单元存在的气道阻力呈正比,最终导致 COPD 患者的通气存在不均一性。部分肺泡过度通气,部分肺泡萎陷不张也会延迟向肺泡输送空气,高分辨率的 EIT 能捕捉这种现象。机械通气时关注潮气量及跨肺驱动压,实现肺不张与过度肺扩张之间的有效平衡,能最大限度降低呼吸机相关性肺损伤的发生风险。在没有 PEEP 的情况下,被动呼气期间(没有主动呼气努力)排空肺内的气体与时间常数(time constant,T)有关,时间常数 = 顺应性 × 气道阻力。COPD 患者呼气时间可高于 3 ~ 4 个时间常数。

(一)EIT 可评估 COPD 患者呼吸时间常数

1. 利用 EIT 评估 COPD 患者呼吸时间常数的方法:对于呼吸时间常数的评估需要通过区域电阻抗信号进行评估和计算,此方法中要同步记录不同时刻的潮气量。针对深度镇静的 COPD 患者评估呼吸时间常数,可计算出全局阻抗信号,即任意时间点所有信号的总和,并根据全局 EIT 信号确定整体呼气的开始和结束。针对于局部区域,根据信号确定该区域呼气的开始和结束时间(图 4-7),通过公式 $V(t)=V_0 \times e-t/T+C$ 计算出局部时间常数。其中 $V(t)$ 代表时间点 t 的潮气量,V_0 代表呼气开始时的潮气量,$-t$ 代表从呼气开始到结束的时间,T 代表呼气时间常数,C 代表呼气结束潮气量。

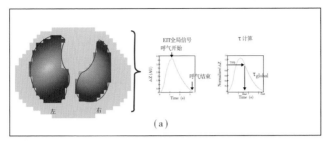

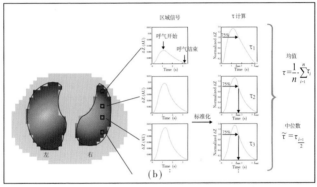

图 4-7　COPD 患者机械通气时全局电阻抗信号和局部电阻抗信号计算描述图

注：图（a）表示全局电阻抗信号表示的呼气开始和结束的时间情况，在达到峰值信号的 75% 时开始拟合曲线，可观察电阻抗信号随时间变化情况。图（b）表示各区域的电阻抗信号在不同时刻的变化情况，分别根据不同区域的信号变化判断该区域的呼气开始和结束时间，后拟合曲线，观察电信号随时间变化情况

2. EIT 监测下和呼吸机波形中时间常数的对比：机械通气的 COPD 患者可以应用 EIT 观察肺泡通气情况，并计算肺泡的呼吸时间常数。从呼吸机的流速—时间曲线

波形中可以看出，COPD 患者的呼气时间＞2 s（图4-8左）。对比在 EIT 下监测时，COPD 患者的呼吸时间常数分布不均匀，在 2 ~ 5 s（图 4-8 右）。

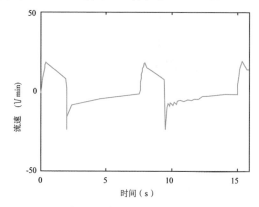

图 4-8　COPD 患者机械通气时流速时间曲线图（左）和 EIT 下监测 COPD 患者局部呼吸时间常数分布情况（右）

注：左图中流速时间曲线呼气支，呼气开始时，流速下降很快，之后曲线中出现明显折点，提示气流受限和气体陷闭，流速归零的时间显示 COPD 患者呼气时间＞2 s；右图显示 COPD 患者呼吸时间常数存在广泛不均匀的分布，分布范围为 2 ~ 5 s

3. 在不同 PEEP 水平下，COPD 患者的呼吸时间常数不同。通过 EIT 可观察到 PEEP 水平越高，COPD 患者全肺呼吸时间常数越小（图 4-9）。

（二）COPD 患者的 PEEP 滴定

COPD 患者均存在不同程度的 PEEPi，在进行机械通气时，患者需要先收缩吸气肌，使存在 PEEPi 的气道内压力下降至 PEEP 水平，再进一步进行吸气做功，使气道内压力降至呼吸机触发灵敏度水平，从而触发呼吸机送气；而 PEEP 通过对抗 PEEPi 有助于保持小气道的开放，降低呼气末肺泡 - 气道压差和气道阻力，减少患者吸气触发的功耗；另外，其还可以促进肺内气体的均匀分布和氧弥散。目前可使用呼吸机和 EIT 两种方法进行 PEEP 滴定。

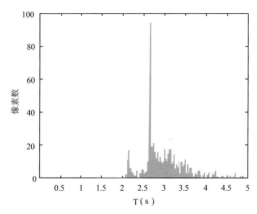

图 4-9 EIT 下监测不同 PEEP 水平下 COPD 患者呼吸时间常数分布情况

注：图中横坐标表示时间常数，纵坐标表示 EIT 的像素。紫色曲线代表 PEEP 为 16 cmH_2O；黄色曲线代表 14 cmH_2O；红色曲线代表 12 cmH_2O；蓝色曲线代表 10 cmH_2O

目前临床常应用呼吸机测量 PEEPi 时，首先确保患者处于镇静、肌松，无自主呼吸状态；其次将呼吸机的 PEEP 调整为 0 cmH_2O；在呼气时，按住呼气屏气键，保证呼气屏气＞5 s，压力时间曲线中的压力不再波动变化时，读取 PEEPi（图4-10）。

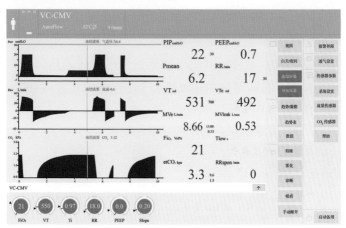

图4-10 按住呼气屏气后冻结呼吸机后的图像

注：在压力时间曲线波形中读取 PEEPi

（1）EELI法：该方法主要关注在不同 PEEP 之下 EELI 的变化情况和气体摆动现象，当 PEEP ＜ PEEPi 的 50% 时观察到气体摆动现象。COPD 患者肺内不同区域气流受限程度不同，在吸气和呼气时这些区域的充气和放气存在一定的时间差。当 PEEP 设置为 PEEPi 的 50% 时，出现 EELI 下降，气体摆动现象消失（图4-11）。针对于呼气气流受限类疾病的患者，其改善了气流受限和过度充气（具体方法详见第三章第三节）。

（2）最低 RVD 法：区域通气延迟指数以充气延迟

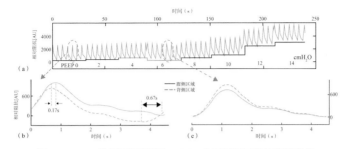

图 4-11　EIT 监测下逐渐增加 PEEP 水平时相对阻抗值的变化

注：图（a）表示在逐渐增加 PEEP 的过程中相对阻抗值的变化，在 PEEP 逐渐增加的过程中呼气末肺阻抗值有所下降，随后出现呼气末肺阻抗值上升的现象，此时对应的 PEEP 水平为 PEEPi 的 50%；图（b）表示 PEEP 为 0 cmH$_2$O 时表示背侧和腹侧区域之间的呼气开始时间差为 0.17 s；图（c）表示 PEEP 为 6 cmH$_2$O 时背侧和腹侧区域同时呼气

时间百分比进行描述，区域同期延迟时间（tRVD）是在吸气开始（定义为全局阻抗 - 时间曲线开始增加）与相应区域阻抗—时间曲线达到 40% 的时间确定，计算方式为 $t_{RVD} = \Delta t_{RVD}/\Delta t_{max-min}$（图 4-12）。该方法关注局部通气情况，当 PEEP 逐渐增加时，早期通气和延迟通气的肺泡逐渐减少，高 PEEP 水平下，所有肺部区域的 RVD 指数分布更均匀（图 4-13）。较高的 RVD 值可能是肺泡过度扩张导致的延迟充盈，这可能会引起肺泡损伤。如 PEEP 刚好克服气道陷闭（PEEPi 的 75% 左右），则不会引起气道压和呼气末肺容积的增高；但若 PEEP 超过该水平，则可导致气道压和呼气末肺容积的增加，对呼吸力学和血流动力学产生不利影响，所以确定最佳 PEEP 值非常关键。

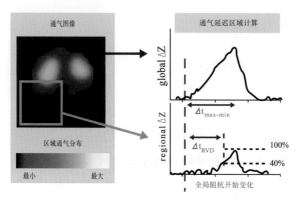

图 4-12 显示区域通气延迟时间的计算

注：左侧图是在缓慢充气过程中通过 EIT 记录的图像；右侧图分别为全局阻抗—时间曲线和区域阻抗—时间曲线；$t_{min-max}$ 是缓慢通气的时间及开始通气到全局阻抗最大的时间；区域阻抗 - 时间曲线 Δt_{RVD} 计算应为开始通气的时间到区域阻抗最大值的 40% 时的时间

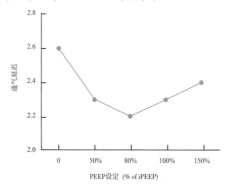

图 4-13 显示不同 PEEP 时 COPD 患者通气改变情况

注：将外源性 PEEP 调整为 PEEPi 的 150%、100%、80%、50%、0% 观察 EIT 下的呼气末残余气体量。当 PEEP 设置为 PEEPi 的 80% 时，COPD 患者通气延迟不均一情况最小

四、总结

COPD 主要病理生理改变是由于小气道的阻塞，造成呼气流速受限和气体陷闭。患者肺部状态异质性很大，EIT 技术可以通过阻抗—时间曲线分区域地计算出如区域性通气延迟情况和吸气时相的通气分布等反映肺泡气道陷闭的指标，可在重症患者中指导呼吸机参数设置，减少呼吸机相关性肺损伤的发生。

第三节　EIT 在肺栓塞中的应用

一、概述

肺栓塞是以各种栓子阻塞肺动脉或其分支为其发病原因的一组疾病或临床综合征的总称。急性肺栓塞是我国常见的心血管疾病，具有高发病率、高致死率、高致残率、高误诊率、高漏诊率、低检出率的特点，而胸部 EIT 能够可靠地评估肺灌注。临床中是否可以通过胸部 EIT 灌注扫描诊断、指导治疗肺栓塞值得探讨，希望能为临床实践提供更多的诊断与治疗新方向。

（一）定义

肺栓塞是由内源性或外源性栓子阻塞肺动脉引起肺循环和右心功能障碍的临床和病理生理综合征，包括肺血栓栓塞（pulmonary thromboembolism，PTE）、脂肪栓塞综合征、羊水栓塞、空气栓塞、肿瘤栓塞和细菌栓塞等。

肺血栓栓塞症是肺栓塞最常见的类型，指来自静脉系统或右心的血栓阻塞肺动脉或其分支所致疾病，以肺循环（含右心）和呼吸功能障碍为主要临床表现和病理生理特征。通常所称的肺栓塞即指肺血栓栓塞，是静脉血栓栓塞（Venous Thromboembolism，VTE）的主要并发症。

（二）诊断方法

2019年由欧洲呼吸学会（ERS）欧洲心脏病学会（ESC）急性肺栓塞诊断和治疗工作组合作制定的《急性肺栓塞诊断和治疗指南》指出可以通过患者的临床表现、D-二聚体检测结果、肺CT动脉成像、核素肺通气/灌注（V/Q）显像、肺动脉造影、MRI检测、下肢深静脉超声、超声心动图等辅助检查结果诊断患者是否出现肺栓塞，并且列出证据等级以供参考（表4-2）。

表4-2　仅列举证据等级为A的建议

建议	建议类别	证据等级
临床评价		
建议诊断策略以临床概率为基础，通过临床判断或有效的预测规则进行评估	I	A
D-二聚体		
对于临床概率较低或中等概率的门急诊患者或不太可能发生PE的患者，建议采用高敏感度的血浆D-二聚体测定方法，以减少不必要的显像和放射治疗	I	A

建议	建议类别	证据等级
D- 二聚体测定不推荐用于临床概率较高的患者，因为正常结果并不能安全地排除 PE，即使使用高度敏感的测定也是如此	Ⅲ	A
肺 CT 动脉成像		
如果 CTPA 在临床概率低或中等的患者中正常，或不太可能发生 PE，建议拒绝诊断为 PE（无须进一步测试）	Ⅰ	A
核素肺通气 / 灌注（V/Q）显像		
如果肺灌注扫描正常，建议拒绝 PE 的诊断（无须进一步检查）	Ⅰ	A
肺动脉造影		
V/Q SPECT 可考虑用于 PE 的诊断	Ⅱ b	B
下肢深静脉超声检查		
如果临床怀疑 PE 的患者的 CUS 显示为近端 DVT，建议接受 VTE 和 PE 的诊断	Ⅰ	A
MRI 检测		
不建议用 MRI 排除 PE	Ⅲ	A

（三）病理生理学机制

1. 呼吸生理学变化

（1）肺泡无效腔增大和 V/Q 失调：PE 部位有通气、无血流灌注（完全栓塞）或灌注显著减少（部分栓塞）；局部血流量减少导致实际弥散面积（或有效弥散面积）显著减少，该部分肺泡不能有效进行气体交换。通过代偿性呼吸增快、增强，VE 增大，出现呼吸性碱中毒和呼吸困难。

（2）静动脉血分流率增加：发生 PE 后，PVR 增大，出现急性肺动脉压升高。肺动脉主干或其左、右分支阻塞时，常有肺动脉压的迅速、显著升高，导致正常情况下处于闭合状态的侧支循环开放，此时肺微循环的压力高于支气管微循环压力，肺动脉中未经氧合的静脉血直接进入体循环，导致肺内分流增加。

（3）肺通气功能正常：多数情况下，由于不影响气道和肺实质，故肺容积和通气功能正常，有基础肺疾病的患者除外。

（4）通气功能障碍和肺损伤的发生机制及特点：其在少部分患者发生，肺栓塞可引起反射性支气管收缩出现支气管阻塞；毛细血管通透性增加和肺泡表面活性物质（PS）减少出现肺泡萎缩、肺不张、肺水肿、肺出血，导致肺通气及换气功能进一步降低；局部严重缺血，肺组织严重损伤、坏死，肺泡内大量渗出出现肺梗死。

2.血流动力学变化及对血管内皮功能影响

（1）血流动力学变化主要取决于血管阻塞的程度和患者的基础心、肺功能。

当发生急性较多或较大肺栓塞时，造成机械性肺毛细血管前动脉高压，肺血管床显著减少；加之低氧、化学因素刺激可导致 PVR 增加，肺动脉压进一步升高，右心室负荷增加，心排血量下降，体循环动脉压急剧下降，可致休克、猝死。

（2）心肌血供的影响：急性 PE 时，血液内皮素浓度显著升高，冠状动脉局部转化为内皮素的量也明显增多，导致冠状动脉痉挛和冠状动脉灌注不足，心肌缺血。严重低氧血症加重心肌损伤，因此部分 PE 患者心电图心肌缺血表现，多因素共同作用容易导致左心衰竭、心源性休克。

（3）右心室的影响：肺血管床阻塞范围越大则肺动脉压升高越明显。大块 PTE 引起右室壁张力增加导致右冠状动脉供血减少，同时右室心肌氧耗增多，可导致心肌缺血、心肌梗死、心源性休克甚至死亡。

总之，PE 特别是急性大块性 PE 或弥漫性细小栓塞或弥漫性肺血管收缩将导致 V/Q 失调（高 V/Q）、VD 增大、体、肺循环吻合支开放，PVR 增大，肺动脉压升高，发生低氧血症和呼吸性碱中毒，心肌缺血，引起机体发生一系列病理生理学变化，产生多种临床表现，严重时可危及患者生命；轻症 PE 多无明显变化。

二、呼吸支持策略

（一）高流量湿化治疗仪

在实验 PE 模型中，氧疗已被证明可以减少 RV 后负荷并降低其机械功。肺栓塞和动脉血氧饱和度（SaO_2）< 90%，从低流量鼻导管、标准面罩或非循环呼吸器面罩等传统设备开始。然而，如果失败，则可能需要增加呼

吸支持，包括必要时进行高流量鼻导管（high-flow nasal cannula，HFNC）和机械通气（mechanical ventilation，MV）（无论是侵入性还是非侵入性）。

HFNC 已被证明可以降低急性低氧血症性呼吸衰竭患者的再插管率和死亡率。此外，HFNC 减少了呼吸功和呼吸频率，并增加了呼气末肺容积和肺顺应性。最近的一项观察性研究发现，使用 HFNC 的 PE 患者的呼吸窘迫在氧合和呼吸频率方面迅速改善（早在 1 h）。此外，与无创通气相比，HFNC 的耐受性更高，因为其提供高比例的吸入氧（FiO_2）和通过鼻塞的最小必要呼气末正压（positive end-expiratory pressure，PEEP）。因此，在可行的情况下，应首选通过 HFNC 输送氧气。

（二）正压通气

鉴于诱导麻醉和正压通气对 RVD 肺栓塞患者血压的不利影响，只有在患者无法耐受 NIV 且在用尽上述治疗方式后，才应进行插管和随后的有创机械通气（invasive mechanical ventilation，IMV）。从这个意义上讲，应避免使用更容易引起低血压的麻醉药物，例如丙泊酚。因此，除非有禁忌，否则在这种情况下可以使用依托咪酯（这是不稳定患者诱导的首选药物）或氯胺酮。事实上，当需要 MV 时，应注意限制其不良的血流动力学影响。值得注意的是，MV 诱导的胸内正压可能会降低休克患者的静脉回流并加重 RVD。因此，应谨慎使用 PEEP，如果可能，应以 0 cmH$_2$O 为目标，使用低潮气量（约 6 mL/kg 瘦体重）将吸气末平台压维持在 30 cmH$_2$O 以下，尽管这些最终是专家意见。尽可能避免机械通气至关重要，因为其会增加住院时间和治疗成本，且与不良结果有关。此外，必须考虑对严重呼吸衰竭患者进行高级治疗。

（三）高级生命支持 – 体外膜肺

在肺栓塞的情况下，VA-ECMO 通过停止右心室扩张和缺血的循环支持衰竭的右心室，恢复血流动力学稳定，而无须对凝块负荷进行任何直接干预。机械循环支持策略可作为仅通过抗凝治疗实现右心室恢复的桥梁。

事实上，VA-ECMO 的生理原理很有吸引力，因为其似乎是打破通常称为 "RV 死亡螺旋" 的理想选择。这种支持性治疗通过将右心室静脉回流重定向到 ECMO 回路以减压右心室，同时还通过将含氧血液泵入动脉系统增加灌注。其允许右心室和肺动脉（PA）减压，随后降低右心室舒张末期容积、右心室舒张末期压和右心室心肌耗氧量，使右心室收缩具有最小的前负荷和后负荷。一旦 VA-ECMO 开始，患者通常迅速稳定，为医生决定下一个 PE 治疗提供一个窗口。根据 2019 年 ESC 指南，VA-ECMO 可能对高危肺栓塞、循环衰竭或心脏骤停患者有帮助。事实上，迄今为止，尚无 RCT 涉及 ECMO（联合或不联合其他再灌注疗法）在高危肺栓塞管理中的地位。由于患者表现的差异，关于血流动力学参数的差异以及 ECMO 前心肺复苏（CPR）发生率的差异等因素，现有的文献存在巨大的异质性，使得研究之间的比较具有挑战性。

VA-ECMO 加抗凝单独疗法可对约 45% 的患者进行确定性治疗，因为其中很大一部分患者无须额外的再灌注治疗即可实现 RV 恢复。然而，就死亡率而言，部分回顾性研究报告了关于这种方法的相互矛盾的结果。另外，VA-ECMO 加手术取栓术方法似乎很有吸引力，尽管支持这种联合策略的数据有限，迄今为止发表的最大规模的研究报告显示，接受 ECMO 和手术取栓术治疗组的死亡率为 29%。最后，关于在 PE 患者中使用导管定向溶栓与 ECMO 相关的数据太少，需要进一步的研究评估该策略的有效性和安全性。总而言之，VA-ECMO 结局将取决于中心的经验以及适当的患者选择。

三、胸部 EIT 在肺栓塞中的应用

肺栓塞发生时，由于血栓堵塞肺血管床的大小、程度、速度以及患者的基础心肺功能状态不同，使得肺栓塞临床表现呈多样性、复杂性，但缺乏特异性，许多患者没有或有极少的临床症状，少部分患者会出现急性右心衰竭导致的心源性休克，最终导致猝死。由于患者存在猝死风险，但患者的临床症状和疾病严重程度存在差异，极易造成误诊和漏诊，所以有效迅速的诊断，一直是临

床医护人员的追求。目前，CT 可以有效进行肺栓塞诊断，但对于危重患者而言，减少转运会降低患者的风险，EIT 可以帮助临床医生评估肺通气量和血流灌注分布，可能代替 CT 形成有效的解决方案。

（一）急性期的应用

肺栓塞是一种阻止肺部灌注的急性疾病，是新型冠状病毒感染的常见并发症。然而，由于复杂的诊断方法，PE 通常无法及时诊断，特别是在流行爆发期间。所以一种非侵入性、快速和高效的生物电阻抗方法，采用基于 EIT 的重建方法被提出。由于 EIT 可以可靠地评估肺灌注，因此提出一些建议，以提高生物阻抗方法的敏感性和准确性。①新的电极配置和聚焦模式：以帮助单独研究每个肺场内 PE 引起的细致变化；②一种测量策略：以补偿不同边界形状和不同呼吸条件对灌注信号的影响；③一个用于预测肺灌注能力的评估器：从中可以评估 PE 的严重程度。从部分阻塞和大规模堵塞的不同位置和程度，这些方法是第一次被应用进行测试。模拟中包括了不同的物体边界形状和不同的呼吸条件，以在实际测量中代表不同的人群。评估器和灌注之间的相关性可靠，值得信赖，具有拟议配置和模式的测量策略有助于将评估器稳定到非灌注因素，如边界形状和不同的呼吸条件（3% ~ 5% 的误差）。这个有希望的初步结果证明了拟议的生物阻抗方法的能力和可行性，并可能为这一应用开辟了新的方向。

电阻抗断层成像（EIT）为临床医生提供了床边肺通气性和灌注性的功能成像（图 4-14）。

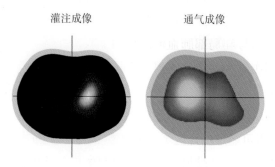

图 4-14　肺栓塞患者肺部的 EIT 灌注成像和通气成像

采用生理盐水 EIT 法评价肺血流灌注，在呼吸暂停期间，注入 10 mL 的 10% 的氯化钠注射液，高渗盐水引起的阻抗变化可作为肺血流灌注的指标。关于生理盐水的浓度和体积，文献尚未达成共识。根据计算，用 10 mL 10% 的氯化钠注射液进行灌注扫描，可使血钠暂时升高到 1 ~ 3 mmol/L，这是安全的。当患者出现高钠血症时，应考虑在使用高渗盐之前使血钠水平正常化。

CT 可以有效地进行肺栓塞诊断，不幸的是，这并不总是可行的，例如，当患者被认为病情出现不稳定的情况时，EIT 可能是临床医生评估肺通气量和血流灌注分布的解决方案，可以不需要冒着转运的风险，去进行 CT 检查。高渗盐水 EIT 方法作为肺栓塞的诊断工具是一种很有前途的新技术，这对危重患者尤其有意义。但需要进一步研究，以确定其在日常实践中的实用性。

（二）稳定期的应用

肺灌注电阻抗变化主要来自心脏活动相关的搏动性电阻抗信号和局部肺血流产生的电阻抗的信号。但是由于肺部血流灌注产生的灌流阻抗远小于其通气变化产生的呼吸阻抗，因此利用 EIT 显示肺灌注成像最初是存在困难的。最近的研究表明，在高渗盐水增强的辅助下，EIT 可以可靠地估计区域肺血流灌注。在这些成功研究的基础上，对人工肺栓塞（PE）引起的肺血流灌注缺陷进行了对比 EIT 研究。Prins SA 等报告 1 例 2019 冠状病毒疾病导致肺血栓栓塞症的患者，通过 EIT 灌注扫描用于指导的溶栓治疗以及对溶栓的效果进行评判（图 4-15）。

几项研究将微血管血栓的存在描述为新型冠状病毒感染引起的肺综合征的一部分，采用 CT 检测微血管血栓可能有问题。然而，微血管血栓可能成为治疗的靶点。一项小型随机对照试验研究了新型冠状病毒感染早期使用溶栓治疗的情况，这项研究受到规模的限制，但显示出了令人振奋的结果，比如改善了氧合作用。像 EIT 这样的诊断工具也可以捕捉微血管血栓形成的灌注缺陷，因此可能有助于在开始溶栓治疗时做出决定。

多项研究描述了新型冠状病毒感染肺炎患者肺栓塞和深静脉血栓形成的发生率较高，即使进行了抗凝治疗，严重的血栓事件仍然在发生。尽管溶栓存在风险，但溶栓治疗可以挽救肺栓塞患者的生命，依旧是实事。因此，只有当物理学家判断可能的益处优于可能的风险时才应该进行溶栓治疗，使用 EIT 进行评估可能更容易。

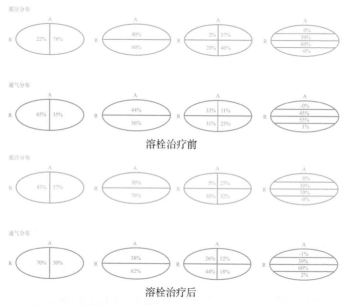

图 4-15 肺栓塞患者溶栓治疗前、后 EIT 灌注、通气分布占比

为了验证高渗盐水 EIT 的有效性，还需要进一步的研究确定敏感性和特异性。理想情况下，进一步的研究应该将灌注报告与 CT 或同时进行的其他检查进行比较。此外，应在溶栓治疗后的标准时间框架内进行对照测量。

（三）小结

高渗盐水团注 EIT 方法作为诊断肺栓塞的工具，是一种推广的新技术，对危重患者尤其有意义，应该做进一步的研究，以确定其在日常实践中的有效性。

第四节　EIT 在其他疾病中的应用

一、肺动脉高压

肺动脉高压（pulmonary arterial hypertension，PAH）是一种病理生理状况，定义为通过右心导管插入术评估的静息时平均肺动脉压（pulmonary artery pressure，PAP）增加超过 25 mmHg。使用基于搏动的 EIT 与超声心动图对受试者的肺动脉压进行同步测量，发现两种方法之间存在良好的一致性，证实了 EIT 对 PAH 患者进行长期无创评估的可行性。为进一步探究，对受试者同时进行右心导管插入术和 EIT，发现与对照组相比，PAH 组的肺血流相关阻抗变化（impedance variation of lung perfusion，ΔZ_Q）显著降低，与血流动力学参数之间存在显著相关性，且低 ΔZ_Q 的患者生存率显著降低。该研究表明，EIT 测量的 ΔZ_Q 与 PAH 患者的血流动力学状态、疾病严重程度和生存率相关，证明了 EIT 是监测肺血管疾病患者的有前途的工具。

二、肺移植

肺移植是多种终末期肺疾病的首选治疗方法。然而，原发性移植物功能障碍、吻合口狭窄等并发症的存在仍限制着该手术的长期生存率。有研究使用 EIT 对 1 例肺移植术后患者进行床旁监测及随访，发现左肺的灌注减少，死腔百分比为 48%，随后使用肺血管造影证实左吻合口肺动脉严重狭窄；5 d 后 EIT 显示死腔百分比为 36%，通气 - 灌注匹配略有改善，与肺血管造影处吻合口狭窄的部分缓解相关。该病例表明，EIT 可用于识别因肺移植术后血管并发症引起的局部灌注改变而导致的通气 - 灌注不匹配，同时允许进行无创性床边评估和长期监测。

第五节　小结

EIT 技术是近 20 年来无创可视化动态评估心肺功能的最大进展之一，随着技术的不断进步和临床推广应用，将会为更多危重症患者个体化心肺功能动态评估带来福音。对于不同疾病患者而言，可早期识别患者状态的变化，并对治疗和护理进行个性化调整。与其他监测方法相结合，其可以全面评估机械通气的有效性和伤害性。通气和灌注分布的均匀性、是否存在有害现象，如肺泡过度膨胀、肺水肿形成、周期性开闭、通气灌注不匹配、呼吸摆动或气胸的发生等信息，为充分指导和优化呼吸机治疗提供了必要的信息。

第五章

胸部电阻抗断层成像技术的
未来发展

EIT 作为一种无创、实时、成本低廉的成像技术，可用于监测和诊断各种疾病。在医疗领域，EIT 技术有着广阔的应用前景，未来发展趋势主要体现在以下几个方面。

1. 提高成像精度

目前 EIT 技术在成像分辨率和空间分辨率方面还存在一定的局限性，未来的发展趋势之一是提高成像精度。通过改进算法、优化电极布置以及引入多模态信息等方式可以提高 EIT 的成像质量和准确性。

2. 扩大应用领域

目前 EIT 主要应用于肺部和脑部等领域的成像，未来的发展趋势是扩大应用领域，例如 EIT 技术可以应用于心脏、肝脏、胃肠道等器官的成像，实现对这些器官的实时监测和诊断。

3. 临床应用推广

目前 EIT 技术已经在一些临床场景中得到应用，如呼吸机辅助通气、脑血流监测等。未来的发展趋势是进一步推广 EIT 技术的临床应用，将其应用于更多的疾病监测、诊断和治疗中。

4. 结合人工智能

随着人工智能技术的不断发展，未来 EIT 技术可以与人工智能相结合，实现更精准、自动化的成像分析和诊断。通过建立大规模的数据集，利用机器学习和深度学习算法，可以提高 EIT 技术的自动化程度和诊断准确性。

总之，电阻抗断层成像技术在医疗领域的未来发展趋势是提高成像精度、扩大应用领域、推广临床应用和结合人工智能。这些发展趋势将进一步促进 EIT 技术在医疗领域的应用和推广，为疾病的监测、诊断和治疗提供更好的解决方案。

参考文献

［1］常春雨.电阻抗成像的相关算法研究与实现 [EB/OL]. 2021.

［2］崔巍，姜辉，郑霞.电阻抗断层扫描对危重患者肺灌注评价的临床应用进展 [J]. 中华结核和呼吸杂志，2023，46(6):610-613.

［3］何怀武，隆云，池熠，等.床旁高渗盐水造影肺灌注电阻抗断层成像的技术规范与临床应用 [J]. 中华医学杂志 , 2021, 101(15):1097-1101.

［4］任超世.生物电阻抗测量技术 [J]. 中国医疗器械信息，2004(10): 21-25.

［5］王力红，赵霞，赵会杰，等.重症监护病房医院感染预防与控制规范 [S]. 中国护理管理，2017.

［6］杨峰，刘妮，胡杰英，等.新型冠状病毒肺炎患者 4S 呼吸康复指引 [J]. 中华结核和呼吸杂志，2020，43(3):180-182.

［7］郑则广，胡杰英，刘妮.呼吸康复治疗研究进展

2017[J]. 中国实用内科杂志，2018，38(5):393-396.

［8］中国卫生信息与健康医疗大数据学会重症医学分会标准委员会，北京肿瘤学会重症医学专业委员会，中国重症肺电阻抗工作组. 肺电阻抗成像技术在重症呼吸管理中的临床应用中国专家共识 [J]. 中华医学杂志，2022, 102(9): 615-628.

［9］中华医学会呼吸病学分会慢性阻塞性肺疾病学组，中国医师协会呼吸医师分会慢性阻塞性肺疾病工作委员会. 慢性阻塞性肺疾病诊治指南（2021 年修订版）[J]. 中华结核和呼吸杂志，2021, 44(3):170-205.

［10］ADLER A, ARNOLD J H, BAYFORD R et al. GREIT: a unified approach to 2D linear EIT reconstruction of lung images[J]. Physiol Meas, 2009, 30(6):S35-55.

［11］Adler, A. Boyle, A. Electrical impedance tomography: tissue properties and image measures[J]. IEEE Trans. Biomed. Eng, 2017, 64: 2494-2504.

［12］Agustí A, Celli B R, Criner G J, et al. Global Initiative for Chronic Obstructive Lung Disease 2023 Report: GOLD Executive Summary[J]. Eur Respir J, 2023, 61(4):2300239.

［13］Arellano-Maric M P, Gregoretti C, Duiverman M, et al. Long-term volume-targeted pressurc-controlled ventilation: sense or nonsense?[J]. Eur Respir J, 2017, 49(6):1602193.

［14］Bachmann M C, Morais C, Bugedo G, et al. Electrical impedance tomography in acute respiratory distress syndrome[J]. Crit Care, 2018, 22(1): 263.

［15］Barber D C, Brown B H, Freeston I L. Imaging spatial distributions of resistivity using applied potential tomography[J]. Electronic Letters, 1983, 19(22): 933-935.

［16］Barber D C, Brown B H. Applied Potential Tomography [J]. J Phys E Sci Instrum, 1984, 17(9): 723-733.

［17］Barrett NA, Hart N, Camporota L. Assessment of Work of Breathing in Patients with Acute Exacerbations of Chronic Obstructive Pulmonary Disease[J]. COPD, 2019, 16(5-6):418-428.

［18］Baxter A J, Mangnall Y F, Loj E H, et al. Evalution of applied potential tomography as a new non-invasive gastric secretion test[J]. Gut, 1988, 29: 1730-1735.

［19］Bluth T, Kiss T, Kircher M, et al. Measurement of relative lung perfusion with electrical impedance and positron emission tomography: An experimental comparative study in pigs[J]. Br J Anaesth, 2019,

123(2): 246-254.

[20] Bongiovanni F, Mura B, Tagliaferri C, et al. Regional distribution of ventilation in patients with obstructive sleep apnea: the role of thoracic electrical impedance tomography(EIT) monitoring[J]. Sleep Breath, 2016, 20(4):1245-1253.

[21] Borges J B, Suarez-Sipmann F, Bohm S H, et al. Regional lung perfusion estimated by electrical impedance tomography in a piglet model of lung collapse[J]. J Appl Physiol (1985), 2012, 112(1):225-236.

[22] Bos L D J, Ware L B. Acute respiratory distress syndrome: causes, pathophysiology, and phenotypes[J]. Lancet, 2022, 400(10358):1145-1156.

[23] Brown B H, Barber D C, Seagar A D. Applied potential tomography: Possible clinical applications[J]. Clin Phys Physiol Meas, 1985, 6: 109-121.

[24] Chie I K, Kulkarni V, Hutchinson J M S, et al. Impedance osteography: a technique to study the electrical character- istics of fracture healing[J]. In: D. CARLSON, (ed) Biomedical Sciences Instrumentation, 1989, 25 (NC:Instrumentation

Society of America), pp. 59-77.

[25] Cherepenin V, Karpov A, Korjenevsky A, et al. A 3D electrical impedance tomography(EIT) system for breast cancer detection[J]. Physiol Meas, 2001, 22(1):9-18.

[26] Costa E L, Borges J B, Melo A, et al. Bedside estimation of recruitable alveolar collapse and hyperdistension by electrical impedance tomography[J]. Intensive Care Med, 2009, 35(6):1132-1137.

[27] Dargaville P A, Rimensberger P C, Frerichs I. Regional tidal ventilation and compliance during a stepwise vital capacity manoeuvre[J]. Intensive Care Med, 2010, 36:1953-1961.

[28] De Lema J B, Serrano E, Feixas T, et al. Evaluación de la función pulmonar unilateral mediante tomografía por impedancia eléctrica[J]. Arch Bronconeumol, 2008, 44(8):408-412.

[29] Dijkstra A M, Brown B H, Leathard A D, et al. Clinical applications of electrical impedance tomography[J]. J Med Eng Technol, 1993, 17(3):89-98.

[30] F. Braun Noninvasive Stroke Volume Monitoring by

Electrical Impedance Tomography[J]. PhD Thesis, EPFL, Lausanne, Switzerland (2018).

［31］Frerichs I, Amato M B, van Kaam A H, et al. Chest: electrical impedance tomography examination, data analysis, terminology, clinical use and recommendations: consensus statement of the TRanslational EIT developmeNt stuDy group[J]. Thorax, 2017, 72: 83-93.

［32］Frerichs I, Dargaville P A, Dudykevych T, et al.. Electrical impedance tomography: a method for monitoring regional lung aeration and tidal volume distribution?[J]. Intensive Care Med, 2003, 29:2312-2316.

［33］Frerichs I, Lasarow L, Strodthoff C, et al. Spatial Ventilation Inhomogeneity Determined by Electrical Impedance Tomography in Patients With Chronic Obstructive Lung Disease[J]. Front Physiol, 2021, 12:762791.

［34］Frerichs I, Schiffmann H, Hahn G, et al. Non-invasive radiation-free monitoring of regional lung ventilation in critically ill infants[J]. Intensive Care Med, 2001, 27(8):1385-1394.

［35］Frerichs I, Zhao Z, Becher T, et al. Regional lung

function determined by electrical impedance tomography during bronchodilator reversibility testing in patients with asthma[J]. Physiol Meas, 2016, 37(6):698-712.

[36] Frerichs I. Assessment of changes in distribution of lung perfusion by electrical impedance tomography[J]. Resp, 2009, 77: 282-291.

[37] Frerichs I. Chest electrical impedance tomography examination, data analysis, terminology, clinical use and recommenda-tions: consensus statement of the TRanslational EIT developmeNt stuDy group[J]. Thorax, 2017, 72: 83-93.

[38] Grychtol B, Elke G, Meybohm P, et al. Functional validation and comparison framework for EIT lung imaging[J]. PLoS One, 2014, 9:e103045.

[39] Hahn G, Sipinková I, Baisch F, et al. Changes in the thoracic impedance distribution under different ventilatory conditions[J]. Physiol Meas, 1995, 16(3 Suppl A): A161-173.

[40] He H W, Long Y, Chi Y, et al. Technology specification of bedside hypertonic saline-contrast electrical impedance tomography of lung perfusion and clinical application[J]. Zhonghua Yi Xue Za

Zhi, 2021, 101(15):1097-1101.

［41］He H, Chi Y, Long Y, et al. Three broad classifications of acute respiratory failure etiologies based on regional ventilation and perfusion by electrical impedance tomography: a hypothesis-generating study[J]. Ann Intensive Care, 2021, 11(1):134.

［42］He H, Chi Y, Yang Y, et al. Early individualized positive end-expiratory pressure guided by electrical impedance tomography in acute respiratory distress syndrome: a randomized controlled clinical trial[J]. Crit Care, 2021, 25(1):230.

［43］He H, Yuan S, Yi C, et al. Titration of extra-PEEP against intrinsic-PEEP in severe asthma by electrical impedance tomography: A case report and literature review[J]. Medicine (Baltimore), 2020, 99(26):e20891.

［44］Heines S J H, Becher T H, van der Horst ICC, et al. Clinical Applicability of Electrical Impedance Tomography in Patient-Tailored Ventilation: A Narrative Review[J]. Tomography, 2023, 9(5):1903-1932.

［45］Hovnanian ALD, Costa ELV, Hoette S, et al. Electrical impedance tomography in pulmonary arterial hypertension[J]. PLoS One, 2021, 16(3):e0248214.

[46] Jan Karsten, Thomas Stueber, Nicolas Voigt, et al. Influence of different electrode belt positions on electrical impedance tomography imaging of regional ventilation: a prospective observational study[J]. Critical Care, 2016, 20:3.

[47] Jimenez J V, Munroe E, Weirauch A J, et al. Electric impedance tomography-guided PEEP titration reduces mechanical power in ARDS: a randomized crossover pilot trial[J]. Crit Care, 2023, 27(1):21.

[48] Jimenez J V, Weirauch A J, Culter C A, et al. Electrical Impedance Tomography in Acute Respiratory Distress Syndrome Management[J]. Crit Care Med, 2022, 50(8):1210-1223.

[49] Karagiannidis C, Waldmann A D, Róka P L, et al.Regional expiratory time constants in severe respiratory failure estimated by electrical impedance tomography: a feasibility study[J]. Crit Care, 2018, 22(1):221.

[50] Kim Y, Webster J G, Tompkins W J. Electrical impedance imaging of the thorax[J]. J Microw Power, 1983, 18(3): 245-257.

［51］Konstantinides S V, Meyer G, Becattini C, et al. 2019 ESC Guidelines for the diagnosis and management of acute pulmonary embolism developed in collaboration with the European Respiratory Society (ERS)[J]. Eur Heart J, 2020, 41(4):543-603.

［52］Kostakou E, Barrett N, Camporota L. Electrical impedance tomography to determine optimal positive end-expiratory pressure in severe chronic obstructive pulmonary disease[J]. Crit Care, 2016, 20(1):295.

［53］Kotre C J. Electrical impedance tomography[J]. Br J Radiol, 1997 70: S200-S205.

［54］Kulkarni V, Hutchinson J M S, Mallard J R. The Aberdeen impedance imaging system In: D. Carlson (ed) Biomedical Sciences Instrumentation[J]. 1989, 25 (NC: Instrumentation Society of America), pp. 47-58.

［55］Lasarow L, Vogt B, Zhao Z, et al. Regional lung function measures determined by electrical impedance tomography during repetitive ventilation manoeuvres in patients with COPD[J]. Physiol Meas, 2021, 42(1):015008.

［56］Leonhardt S, Lachmann B. Electrical impedance tomography: the holy grail of ventilation and perfusion monitoring?[J]. Int. Care Med, 2012, 38: 1917-1929.

[57] Liu X, Liu X, Meng J, et al. Electrical impedance tomography for titration of positive end-expiratory pressure in acute respiratory distress syndrome patients with chronic obstructive pulmonary disease[J]. Crit Care, 2022, 26(1):339.

[58] M. Proenca Noninvasive hemodynamic monitoring by electrical impedance tomography[J]. PhD Thesis, EPFL, Lausanne, Switzerland (2017).

[59] Ma H, Dai M, Wu S, et al. Pulmonary rehabilitation ameliorates regional lung function in chronic obstructive pulmonary disease: a prospective single-arm clinical trial[J]. Ann Transl Med, 2022, 10(16):891.

[60] Matthay M A, Arabi Y, Arroliga A C, et al. A New Global Definition of Acute Respiratory Distress Syndrome[J]. Am J Respir Crit Care Med, 2023: 24.

[61] Meier T, Luepschen H, Karsten J, et al. Assessment of regional lung recruitment and derecruitment during a PEEP trial based on electrical impedance tomography[J]. Intensive Care Med, 2008, 34: 543-550.

［62］Metherall P, Barber D C, Smallwood R H, et al. Three-dimensional electrical impedance tomography[J]. Nature, 1996, 380(6574):509-512.

［63］Morais C C, De Santis Santiago R R. Monitoring of pneumothorax appearance with electrical impedance tomography during recruitment maneuvers[J]. Am J Respir Crit Care Med, 2017, 195(8): 1070-1073.

［64］Ngo C, Dippel F, Tenbrock K, et al. Flow-volume loops measured with electrical impedance tomography in pediatric patients with asthma[J]. Pediatr Pulmonol, 2018, 53(5):636-644.

［65］Nguyen DT, Bhaskaran A. Perfusion redistribution after a pulmonary-embolism-like event with contrast enhanced EIT[J]. Physiol Meas, 2015, 36(6):1297-1309.

［66］Pennati F, Angelucci A, Morelli L, et al. Electrical Impedance Tomography: From the Traditional Design to the Novel Frontier of Wearables[J]. Sensors (Basel), 2023, 23(3):1182.

［67］Pérez-Nieto. Hemodynamic and respiratory support in pulmonary embolism: a narrative review[J]. Front Med, 2023, 10:1123793.

［68］Pettigrew R I, Peterson K P, Heetderks W, et al.

Special report：the national institute of biomedical imaging and bioengineering marks its first five years[J]. Academic Radiology, 2007, 14(12): 1448-1454.

[69] Prins SA, Weller D, Labout JAM, et al. Electrical Impedance Tomography As a Bedside Diagnostic Tool for Pulmonary Embolism[J]. Crit Care Explor, 2023, 5(1): e0843.

[70] Pulletz S, van Genderingen H R, Schmitz G, et al. Comparison of different methods to define regions of interest for evaluation of regional lung ventilation by EIT[J]. Physiol Meas, 2006, 27(5):S115-127.

[71] Ramanathan K, Mohammed H, Hopkins P, et al. Single-Lung Transplant Results in Position Dependent Changes in Regional Ventilation: An Observational Case Series Using Electrical Impedance Tomography[J]. Can Respir J, 2016, 2016:2471207.

[72] Ravelli A M, Milla P J. Detection of gastroesophageal reflux by electrical impedance tomography[J]. J Pediatr Gastroenterol Nutr, 1994, 18(2):205-213.

[73] Rooney D, Friese M, Fraser J F, et al. Gravity-dependent ventilation distribution in rats measured

with electrical impedance tomography[J]. Physiol Meas, 2009, 30(10):1075-1085.

［74］Rubin J, Berra L. Electrical impedance tomography in the adult intensive care unit: clinical applications and future directions[J]. Curr Opin Crit Care, 2022, 28(3): 292-301.

［75］Scaramuzzo G, Ronzoni L, Campo G, et al. Long-term dyspnea, regional ventilation distribution and peripheral lung function in COVID-19 survivors: a 1 year follow up study[J]. BMC Pulm Med, 2022, 22(1):408.

［76］Sella N, Pettenuzzo T, Zarantonello F, et al. Electrical impedance tomography: A compass for the safe route to optimal PEEP[J]. Respir Med, 2021, 187:106555.

［77］Shi X, You F, Fu F, et al. Preliminary research on monitoring of cerebral ischemia using electrical impedance tomography technique[J]. Annu Int Conf IEEE Eng Med Biol Soc, 2008, 2008:1188-1191.

［78］Strodthoff C, Kähkönen T, Bayford R H, et al. Bronchodilator effect on regional lung function in pediatric viral lower respiratory tract infections[J]. Physiol Meas, 2022, 43(10).

［79］T. Becher, M. Bußmeyer, I. Lautenschl ager, et al.

Frerichs.Characteristic pattern of pleural effusion in electrical impedance tomography images of critically ill patients[J]. British Journal of Anaesthesia, 2018, 120(6): 1219e1228.

［80］van Genderingen H R, van Vught A J, Jansen J R. Estimation of regional lung volume changes by electrical impedance pressures tomography during a pressure-volume maneuver[J]. Intensive Care Med, 2003, 29(2):233-240.

［81］Vogt B, Löhr S, Zhao Z, et al. Regional lung function testing in children using electrical impedance tomography[J]. Pediatr Pulmonol, 2018, 53(3):293-301.

［82］Vogt B, Pulletz S, Elke G, et al. Spatial and temporal heterogeneity of regional lung ventilation determined by electrical impedance tomography during pulmonary function testing[J]. J Appl Physiol, 2012, 113(7):1154-1161.

［83］Vogt B, Zhao Z, Zabel P, et al. Regional lung response to bronchodilator reversibility testing determined by electrical impedance tomography in chronic obstructive pulmonary disease[J]. Am J Physiol Lung Cell Mol Physiol, 2016, 311(1):L8-L19.

[84] Vonk Noordegraaf A, Faes T J, Janse A, et al. Noninvasive assessment of right ventricular diastolic function by electrical impedance tomography[J]. Chest, 1997, 111(5):1222-1228.

[85] Vonk Noordegraaf A, Kunst P W, Janse A, et al. Pulmonary perfusion measured by means of electrical impedance tomography[J]. Physiol Meas, 1998, 19(2):263-273.

[86] Wang Y X, Zhong M, Dong M H, et al. Prone positioning improves ventilation-perfusion matching assessed by electrical impedance tomography in patients with ARDS: a prospective physiological study[J]. Crit Care, 2022, 26(1):154.

[87] Xu M, He H, Long Y. Lung perfusion assessment by bedside electrical impedance tomography in critically Ill Patients[J]. Front Physiol, 2021, 12:748724.

[88] Yang L, Gao Z, Cao X, et al. The influence of gravity on electrical impedance tomography measurements during upper body position change[J]. Heliyon, 2023, 9(5):e15910.

[89] Zarantonello F, Sella N, Pettenuzzo T, et al. Bedside Detection and Follow-Up of Pulmonary Artery Stenosis after Lung Transplantation[J]. Am J Respir

Crit Care Med, 2021, 204(9):1100-1102.

[90] Zhang N, Jiang H, Zhang C, et al. The influence of an electrical impedance tomography belt on lung function determined by spirometry in sitting position[J]. Physiol Meas, 2020, 41(4):044002.

[91] Zhao Z, Möller K, Steinmann D, et al. Evaluation of an electrical impedance tomography-based Global Inhomogeneity Index for pulmonary ventilation distribution[J]. Intensive Care Med, 2009, 35(11): 1900-1906.

[92] Zick G, Elke G, Becher T, et al. Effect of PEEP and tidal volume on ventilation distribution and end-expiratory lung volume: a prospective experimental animal and pilot clinical study[J]. PLoS One, 2013, 8:e72675.

[93] Zlochiver S, Freimark D, Arad M, et al. Parametric EIT for monitoring cardiac stroke volume[J]. Physiol Meas, 2006, 27(5):S139-S146.